中医中药中国行·中医药健康养生文化科普读本

中医保健祛疾病

——常见病及慢性病中医药保健知识

主 编 王耀献 于国泳

U0308811

中国中医药出版社

·北 京·

图书在版编目（CIP）数据

中医保健祛疾病：常见病及慢性病中医药保健知识 / 王耀献，
于国泳主编 . —北京：中国中医药出版社，2018.7（2022.11重印）
（中医中药中国行·中医药健康养生文化科普读本）
ISBN 978 – 7 – 5132 – 5040 – 5

Ⅰ . ①中⋯　Ⅱ . ①王⋯　②于⋯　Ⅲ . ①中医学—保健—普
及读物　Ⅳ . ① R212–49

中国版本图书馆 CIP 数据核字（2018）第 125560 号

中国中医药出版社出版

北京经济技术开发区科创十三街 31 号院二区 8 号楼
邮政编码　100176
传真　010–64405721
北京联兴盛业印刷股份有限公司印刷
各地新华书店经销

开本 880×1230　1/32　印张 10　字数 241 千字
2018 年 7 月第 1 版　2022 年 11 月第 2 次印刷
书号　ISBN 978 – 7 – 5132 – 5040 –5

定价　39.80 元
网址　www.cptcm.com

服 务 热 线　010–64405510
购 书 热 线　010–89535836
维 权 打 假　010–64405753

微信服务号　zgzyycbs
微商城网址　https://kdt.im/LIdUGr
官 方 微 博　http://e.weibo.com/cptcm
天猫旗舰店网址　https://zgzyycbs.tmall.com

如有印装质量问题请与本社出版部联系（010–64405510）

《中医保健祛疾病》

编委会

序 言

　　在远古时代，中华先贤尝百草，观天地，法自然，创造了中医药。在其漫长的传播过程中，逐渐汇聚众人智慧，孕育了璀璨夺目的中医药文化，千百年来，默默守护着中华民族的健康，抵御了无数次病魔入侵，陪伴中华文明，一路坎坷，绵延至今。作为优秀的中华儿女，应当继承先贤绝学，继续弘扬中医药文化，使其为人类健康事业做出贡献，如此，实乃国家之福、世界之幸。

　　随着时光流逝，世界进入了 21 世纪，现代医学科技飞速发展，为人类健康做出了巨大贡献，古老的中医"似乎"显得有些落伍了。曾几何时，有人认为"中医不够科学，应该淘汰"。可是，随着历史的发展，现代医学的局限性也日渐显露：分科过细，不顾全局，导致"头痛医头，脚痛医脚"；滥用抗生素，导致细菌、病毒疯狂进化，药物效果越来越差；药物毒副作用较大，导致各种后遗症；对慢性病和一些疑难杂症疗效较差；医疗费用越来越高；新生疾病越来越多……

　　此时，一些有识之士开始关注中医，希望在中医宝库中找到对抗病魔的智慧。古老的中医没有让人们失望，其独树一帜的疗效被越来越多的人们所青睐，逐渐走上世界舞台，展现出蓬勃的生命力，且已成为中国对外文化交流的重要名片。

1

但是，学习中医之难非常人所能想象，非心思颖悟、天性淡泊、文蕴深厚、毅力坚韧者不可。古有"不为良相，则为良医"的说法，宰相当然难做，可中医亦难做！学中医，先要熟读经典，谙熟药性，洞察经络，广阅病患，潜心钻研，然后方可有得，但步步艰难，绝非轻易可成。

所以，良医难得，庸医误人之事也时有发生。在这个信息爆炸的时代，到处充斥着真假难辨的医疗信息，作为普通人，虽不能悬壶济世，救人疾苦，但应该了解一些最起码的中医药知识，学会调养自己和家人的身体，能处理一些简单、常见的疾病，懂得预防、缓解一些常见病和慢性病，不被居心不良的人轻易欺骗。在这种形势下，中医药知识的科学普及工作就显得意义深远、时不我待。

如今，由中医中药中国行组委会领头编撰的《中医中药中国行·中医药健康养生文化科普读本》系列丛书面世，汇聚中医药行业精英，广搜博采，精心编撰，易学易用，简便廉验，力求展示中医药文化精髓，为增进大众健康、弘扬中医药事业略尽绵薄之力，诚可谓善事善行、利国利民。

文以载道，可教化民心，移风易俗，切不可轻视。初见此书，感触良深，故欣为之序！

首届"国医大师"

首都国医名师

中国中医科学院主任医师

北京中医药大学名誉教授

2018 年 6 月

前　言

中华文化博大精深、源远流长，中医药文化更是华夏文明星空中的一颗璀璨明珠。她诞生在远古，孕育在民间，历经世代沿革，守护了我们中华民族几千年的生命健康。中医养生文化旨趣幽深，医理彰显，饱含大道，又不乏生动，值得我们细细细品味并继承发扬。伴随中医药的蓬勃发展，中医药理论和临床研究越来越多地引起了国内外专家学者的高度重视，然而如何将古朴深奥的中医药知识惠及许许多多的家庭，是一个值得探讨深究的课题。

我们经常看到或听到许多老百姓在网络、书刊中按图索骥，寻找效方，购买药物防病保健，致使病情加重或增添新症者不乏其人，作为中医药人深感痛心和责任重大。面对新形势和新任务，北京中医药大学东直门医院王耀献院长牵头，以提升民众健康素养为己任，以弘扬中医药文化为目标，积极作为，聚众之力，倾心编写完成本书。

本书是《中医中药中国行·中医药健康养生文化科普读本》第三册，全书分为4章，共纳入25种常见疾病。内容涵盖通俗的医药医理、日常生活起居、常见误区、简单易学的中医适宜技术等。为了向老百姓传播中医药科普知识，通篇采用了通俗易懂的语言；为了增加可读性和趣味性，大量应用古诗词、网络语言、打油诗等语言形式。本丛书内容丰富，结构简洁，语言精练，知识性与实用性兼具，充分展现了中医药文化特色，反映了中华民族的历史传统和文化积淀，可使广大读者通过本书了解中医药养生保健的基本知识。

《道德经》云："上士闻道，勤而行之；中士闻道，若存若亡；下士闻道，大笑之。"如广大读者能在闲暇之余，经常抚卷在手，勤加翻阅学习，依时依理践行，必将对于开阔视野、拓展知识、养生保健不无裨益。

因笔者水平有限，对浩瀚的中医药文化宝库管窥之见希望能对大众有所帮助，不足之处敬请同道和广大读者提出宝贵意见。此外，本书的编辑出版得到了中国中医药出版社的大力支持，在此表示感谢！

《中医保健祛疾病》编委会

2018 年 6 月 1 日

第一章　一般常见病及慢性病

随着人们生活水平的改善、居住环境的变化，加上对诸多致病因素的疏忽，往往导致一般常见疾病及慢性病的发生。俗话说："临崖勒马收缰晚，船到江心补漏迟。"平时花一点时间，掌握一些疾病防治知识，多懂一点医学常识，提高健康生活意识，就能避免很多不必要的身心痛苦和经济负担。

感 冒

感冒是最常见的一种外感病，一年四季都会发生，冬天、春天最多见，几乎没有不感冒的人。特别是幼儿园里，一有感冒，就会有很多小朋友接二连三地不能来上学。但是，有的人经常感冒，有的人一两年才感冒一次，有的人最多就是打喷嚏，流鼻涕，没几天就好了，而有的人却发烧，头疼，咳嗽，非得在床上躺好几天。治疗感冒的药物市面上种类也很多，许多家庭也会常备各种感冒药，比如感冒清热冲剂、感冒通、银翘片等，但是人们通常不知道该如何选择。感冒说起来也不算是大病，很多时候并不会影响正常工作，但说是小病呢，有时候又很重，有的人还需要住院治疗，甚至危及生命。自古以来，中医中药对治疗感冒都有着非常丰富的经验和很好的疗效，尤其在感冒早期，越早接受中医的治疗和调养，病就好得越快。

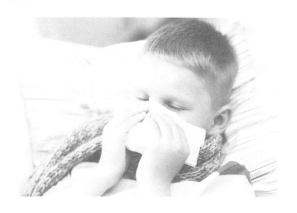

同样是感冒，"玄机"大不同

　　感冒了，去医院看病时总能听到大夫说，你这是风寒感冒，你这是风热感冒，怎么一个感冒还分那么多种类呢？其实里面是有"玄机"的。中医认为，感冒就是人体感受了邪气，什么是邪气？听着似乎有点吓人，其实中医讲的"邪气"就是各种致病因素，包括风、寒、暑、湿、燥、火这几种，我们也常常叫它"六淫邪气"。由于人体感受的邪气种类不同，所得的感冒自然也就不同。

　　首先，最常见的就是"风寒感冒"，顾名思义，是人体感受了风、寒两种"邪气"导致的，比如冬春换季时穿得太少受凉了，或者下雨天淋雨蹚水了，或者汗出后又着风了，主要症状以打喷嚏、流清鼻涕、鼻子堵、怕冷怕风、头痛、发烧（体温通常不太高，一般不超过38.5℃）、不出汗为主，有时会伴有脖子僵硬、肌肉酸痛，可能还有咳嗽、嗓子疼、咯吐白痰。

　　其次就是"风热感冒"，一般表现为发高烧（一般体温在38.5℃以上）、头痛、全身肌肉关节疼、无汗或出少量的汗，鼻子堵、鼻子发干、有时有黄鼻涕，口干总想喝水，嗓子红肿疼痛，咳嗽，咯吐黄痰，严重的会感觉全身乏力，心慌，必须得躺床上好几天。这种感冒类型也是很多见的，因为现代人生活、工作压力太大，人们饮食习惯肥甘厚味，辛辣刺激也多，再加上夜生活丰富，不能按时睡觉，经常熬夜，通常内火都比较大，所以感受了风寒"邪气"后，进入人体很快就化热，就出现了所谓的"上火"症状。这种感冒相对比较严重，流感季大部分人患的感冒也是这种感冒，体质不好的人，病情往往非常严重，甚至威胁生命。

　　还有一种感冒类型比较特殊，只在夏季暑湿季节发生，就叫

"暑湿感冒"，症状和中暑比较相似，患病的人们会觉得脑袋跟裹了一块大毛巾一样，头蒙蒙的，昏昏沉沉，并有恶心、呕吐、胃口差，通常会有肚子疼、拉肚子的表现。

感冒药物种类多，随证选择巧对症

家家户户的药箱里想必都会备有种类繁多的感冒药，可是大部分人都不太会选择使用，总是随便拿一种，先吃吃，管用了则撞大运，不管用就赶紧再换一种。其实感冒后中药的选择也不困难，下面就教给大家一种"随证选药"的方法，巧选感冒药。

前面我们讲到了感冒的分类，主要还是依靠症状。对于不同的症状，中医就会有不同的证型，那么我们就可以根据这种证型来选择中药。比如，我们刚才所描述的主症为打喷嚏，流清鼻涕，鼻子堵，怕冷怕风，头痛，发烧，可能还有咳嗽、嗓子疼、咯吐白痰的情况，属于风寒感冒，就应该选择具有"辛温解表"功效的中成药，常用的如感冒清热冲剂、正柴胡饮、川芎茶调丸、九味羌活丸、荆防败毒散等，都有辛温解表的功效，但是侧重点也各有不同。如果发烧偏重就选正柴胡饮，头疼、全身疼重的就选九味羌活

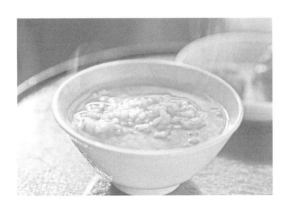

丸，需要注意的是这一类药物服用之后，最好能喝些热粥或热汤，感觉到身上微微出汗效果就最好了。

对于风热感冒，以发高烧、头痛、全身肌肉关节疼痛、嗓子红肿疼痛、鼻子堵、鼻子发干、有时有黄鼻涕、咳嗽、咯吐黄痰等一派"上火"征象为主，我们可以选择具有"辛凉解表"功效的中成药，比如银翘解毒片、双黄连口服液、桑菊感冒片、金花清感颗粒等，这类药物里面有解表和清火的中草药，对这种感冒就非常适合。

还有一种在暑湿季节我们离不开的老药，很多人一定都用过，而且大部分人觉得这种药真是太难喝了，感觉这个药真是为了验证"良药苦口利于病"而生的。这药就是著名的藿香正气水，确实很难喝，但是疗效非常好。它是治疗暑湿感冒的"独门绝技"和夏季家居出行的必备良药，建议家家户户的药箱里都要准备，无论对于暑湿感冒、中暑或者夏季的急性胃肠炎，藿香正气水疗效都非常好。用药后一定要注意清淡饮食，不能贪凉，还要避免过度高温日晒。

【注意事项】

在流感季，有的病人感冒后病势很急很重，就一定要及时去医院就诊，切不可耽误病情。

 为什么每一波感冒，你都逃不掉

有这样一部分人，非常容易感冒，办公室或家里只要有人感冒，第二个被传染上的肯定是他；大部分人一般感冒 7 到 10 天就好了，他却总也好不了，要不就是刚刚好一些就又会反复；别人感冒基本不影响正常工作，他感冒就得在床上躺好几天……这是怎么回事呢？平时要如何预防呢？

先给大家介绍一个新名词："内伤基础上的外感病"。对于"内伤"这个词，大家可能会觉得比较熟悉而又陌生，"内伤"不都是武侠小说里被武功高强的人打了之后，五脏六腑都受伤了吗？这跟感冒有什么关系？其实我们这里说的"内伤"是指平素体质不好，或者有一些基础疾病。这一类人群不但容易感冒，而且一旦感冒，就会出现症状复杂多样，病程比较长，不但不容易痊愈，还会导致原来的基础病加重。举个例子：平时有慢性肺系疾病的患者，如哮喘、慢阻肺或间质性肺病的患者就特别怕感冒，一旦感冒，之前存在的症状就会明显加重。比如：原来活动后才喘，现在坐在那里也会喘，原来咳嗽痰不多，现在咳嗽咯痰重，导致原有病情加重。那么这一类患者平时要怎么注意预防感冒呢？

首先，平常要注意保暖，尤其是换季、北方暖气将要来或刚刚停的这段时间，特别要注意。老年人要重视后背保暖，中医讲督脉在人体的后背，沿脊柱从上而下，是人体一身阳气所主，老年人和慢病、久病的患者大多会有阳气不足的表现，平时会怕冷，怕风，所以一定要注意后背的保暖，建议这一类人群外出或者天气寒冷时要穿厚一点的背心。

其次，有冠心病、呼吸系统疾病、脑血管病、糖尿病等慢性病的患者，平时要注意血压、血脂、血糖的控制，按时用药，定期检查，力争将各项指标控制在理想水平。对于体质有明显偏向的人，建议去中医治未病科或体质科定期进行体质辨识和调理，改善体质和身体状况，就可以有效地减少外感病的发生。

最后，在流感来袭的季节，尽量避免去人群密集的场所，如果在家里或者办公室、学校等人群密集的环境中有人感冒，要注意相对隔离，佩戴口罩。一般在流感爆发的时候，地方中医机构都会拿出流感防治方案，按照方案选择合适自己的代茶饮适量饮用，有助于减少患流感的可能性。

【注意事项】

这类患者感冒后如果出现原有病症加重也不用太慌张，建议尽早到医院就诊。

发烧了，害怕吗

大多数人感冒都会伴随着一个重要的症状，那就是发烧。感冒发烧是人体正邪抗争的表现，也是机体的一种自我保护机制，只要不是持续的高烧或伴有惊厥，大都不必太过害怕。

一般而言，体温（腋下温度）超过37.5℃定为发热，37.5～38℃为低热，38.1～39℃为中度热，39.1～40℃为高热，超高热则为40℃以上。普通感冒如果有发热，一般是低热到高热，超高热比较少见，但是流感多以高热起病，病势相对严重一些。

普通感冒伴有发烧，体温在中度热以下的，不需要单独使用退烧药，按照之前讲述的选药方法，根据症状选择一至两种治疗感冒的中成药即可，并多喝温水。一般来说吃药后，会出现身上微微汗出，就退烧了。如果体温超过39℃则需要配合使用退烧药以及物理降温的方法控制体温。

下面简单介绍几种常用的物理降温方法：

用毛巾蘸23℃左右的凉水，反复擦拭额头、腋下和大腿根部。

用藿香正气水蘸棉球，外敷脐部。

用棉球蘸生姜汁擦拭足底。

后两种方式对于小儿退热效果更好，除此之外还有传统的酒精擦浴或者冰块降温也都是可以选用的。

【注意事项】

如体温超过 40℃（儿童超过 39℃）则可能会引起头晕、惊厥、休克，甚至产生严重后遗症，所以一定要及时就医。

 药食同源治感冒，不要小看葱姜蒜

我们日常家用的葱、姜、蒜、菜根、萝卜、梨、红糖等都可以作为感冒食疗的主要材料，简易又安全。下面简单介绍几种：

风寒感冒用葱姜

【葱豉汤】

葱白5节，淡豆豉9克，生姜3片，水煎服，每日三次。

【生姜饮】

生姜5片，红糖30克，水煎，每日分三次服用。

【菜根姜片饮】

白菜茎根1个，萝卜根1个，共切粗片，生姜3片，红糖30克，水煎，每日分三次服用。

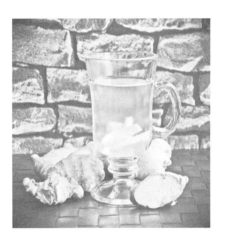

风热感冒薄荷汤

【薄荷梨汤】

梨1只，竹叶10克，薄荷3克，杏仁9克，连翘9克，将梨削皮（皮要削厚一些，带上大部分梨肉），与上药共煎，每日一剂。

【桑叶薄荷饮】

桑叶5克，菊花5克，薄荷3克，淡竹叶30克。将上述药物用清水洗净，放入茶壶内，用开水泡 10 分钟即可，随时饮用。

【注意事项】

以上食疗方只用于轻症感冒，如果症状较重一定要及时就医。糖尿病患者要注意选用不含糖的代茶饮。

治疗感冒有误区，传言纷纷要认清

误区一：姜糖水可以治疗所有感冒

前面我们已经讲了，同样都是感冒，但玄机大不同，所以感冒绝不是一碗姜糖水都能解决的。姜糖水仅用于风寒感冒的早期，比如受雨淋、汗出着风或者天寒冻着了，是可以使用的，但是风热感冒、暑湿感冒以及平时容易上火的人外感后都是不适合的。

误区二：蒸桑拿治感冒

桑拿浴确实有发汗的作用，但是刚感冒的时候，机体抵抗力偏弱，蒸桑拿冷热交替并不利于身体的康复，且桑拿后全身毛孔处于张开的状态，一不小心就会再次感冒，得不偿失。

误区三：增加活动量

有人认为增加活动量可以加快血液循环，促进排汗，可以使感冒好得快一点。所以一感冒就出去跑圈、打球等，这也是不可取的。感冒发烧时，人体的基础代谢加快，能量消耗大，而且一般感冒后胃口不太好，吃得也不多，摄入又比平时减少，如果这个时候增加运动量，只会适得其反。

误区四：大量用药

好多人认为感冒后多吃一点药，好得快，一旦感冒，不管三七二十一，退烧药、抗生素、感冒药一吃一大把。有时候病没有治好，还出现了别的问题。感冒在中医看来分为不同类别，同样，在西医看来也分为细菌性或者病毒性，不同病原体导致的症状看起来差不多，但治疗却完全不同。病毒性感冒服用抗生素是无效的，而且会导致抗生素滥用，这些药物都是要通过肝肾代谢的，如果盲目使用不仅不管用，还会增加机体的负担，导致严重后果。

预防感冒两步走，一身正气邪难侵

中国古人在两千年前就认识到"邪之所凑，其气必虚""正气存内，邪不可干""虚邪贼风，避之有时，恬淡虚无，真气从之，精神内守，病安从来"。这几句话的意思是，邪气只会在正气虚损的情况下入侵人体，当人体脏腑功能正常，正气旺盛时，体内气血充盈流畅，抵抗力也强，这时外邪难以入侵。所以我们要适当避风寒，真气内守，心境平和，这样怎么会患病呢？

所以预防感冒就是分两步：提升正气和远离邪气。提升正气包括锻炼身体，平衡饮食，心态健康，戒烟限酒，也就是我们常说的健康的四大基石。远离邪气是指注意防护，防寒保暖，在流感季节远离发病率高的人群和环境，做好口鼻的防护。患病后做好与家人的相对隔离，避免传染给他人，尤其是老人和小孩。

【注意事项】

感冒虽然在一般情况下算是小病，可防可治，但特殊情况下也不容轻视，一定要提高警惕，尽早治疗。利用中医药防治感冒，极具特色，疗效显著，能解决大部分的问题，如果病情缠绵，逐渐加重，请一定及时就医。

咳　嗽

　　咳嗽是一种人体防御性的反应，只要呼吸道觉得有异常物质入侵，就会"非我族类，必须抵抗"，人体就会努力咳嗽，将异物咳出去。那么咳嗽算是病吗？如果偶尔因为外界的某些刺激，引发的短时的，一过性的咳嗽，一般不严重，咳完就没事了，这就不算是疾病。如果是呼吸系统的问题引发的咳嗽，那就是疾病。我们最常见的就是感冒后的咳嗽，此外急慢性咽喉炎、支气管炎、肺炎、支气管扩张、慢性支气管炎、间质性肺病、慢阻肺、肺结核、肺癌等包括异物卡顿气管都会引起咳嗽。比较轻的多见于感冒后的急性咳嗽，一般7到10天可以痊愈。但如果咳嗽不停，并伴有咽痒、咯痰、胸闷、胸痛、喘息等其他症状，由急性转为慢性，就比较严重了，常常给人们带来很大的痛苦。那么如果咳嗽了我们该怎么办呢？

　　如果明确是因为感冒后出现的咳嗽，先有受凉，然后出现发烧、嗓子痛，鼻塞流涕，而后出现了咳嗽。这就是外感后的咳嗽，咳嗽有轻有重，多伴有咯痰，痰或白或黄，量多或量少，那么我们可以选用一些治疗咳嗽的中成药。

　　如果每年固定时间咳嗽咳痰，感冒后加重，超过三个月还不好，反反复复，并且连续两年或两年以上都这样，那么基本上就可以判断是得了慢性支气管炎，不是简单吃几天药就能好的，那就要注意平素的调理和保养，防止复发。还有，对于其他引起长期慢性咳嗽的呼吸道疾病需要及时就医，通过各种检查手段来明确诊断，进行针对性治疗。

你的咳嗽有痰吗？黄痰还是白痰

我们咳嗽去医院看病，医生都会问，有痰吗？黄痰还是白痰？量多还是量少？好咯出来吗？这是什么意思呢？问这个对治疗有什么帮助呢？其实这个里面可是大有学问。对于有痰还是无痰，白痰还是黄痰，在用药的选择上有很大的差异。

一般有黄痰的咳嗽，在中医看来，是有"热"，有"火"，学名叫"痰热壅肺"，意思就是肺中有痰热，多半是实热证，一般症状是咳嗽、咽喉痛痒、痰色黄量多、比较容易咯出。我们可以选择具有清肺、止咳、化痰功效的药物，比如麻杏止咳合剂、止咳橘红丸、牛黄蛇胆川贝液、复方鲜竹沥液等。

一般咳嗽痰白，量多，在中医看来，多为"痰湿蕴肺"，就是有痰又有湿，一般症状多见咳嗽，咯吐大量白痰，我们就应该选择健脾利湿、止咳化痰的中成药，比如二陈丸、祛痰止咳颗粒等。

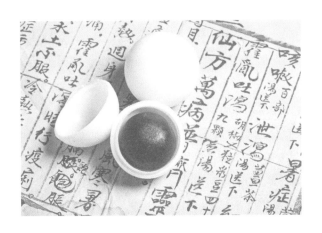

还有一种咳嗽没有痰，或者痰很少，又黏，咯也咯不出来，伴有咽喉痒、声音嘶哑、口干鼻干的，应该属于"肺阴虚"或者"燥邪伤肺"导致的咳嗽，可选用有润肺止咳功效的中成药，比如蜜炼川贝枇杷膏、橘红梨膏、养阴清肺口服液等。

【注意事项】

如果咳嗽迁延不愈，有加重趋势，或伴有喘憋、胸痛等其他症状，一定要及时就医。

准妈妈咳嗽别烦恼，食疗小方护宝宝

准妈妈真的很辛苦，不但孕期有10个月之久，还要顶着大肚子忙工作忙家务，在这10个月期间，不可避免地会有感冒发生，感冒过后通常会引发咳嗽，阵发性咳嗽会使腹压增加，准妈妈通常会担心严重的咳嗽会不会对宝宝有影响，可又不敢随意乱吃药，真是让人很烦恼。这里就介绍几种适用于准妈妈咳嗽时的办法，安全又有效。

第一，咳嗽了，不要太担心，均衡饮食，多吃新鲜应季的水果和蔬菜，补充各种维生素、矿物质和微量元素提高母体免疫力。

第二，多喝水，多休息，多睡觉，该休息就一定要休息。

第三，下面介绍几种常用的味道很不错、效果又显著的食疗方法。

【冰糖煮大蒜】

大蒜4～5瓣，冰糖10克，将大蒜切片，与冰糖共煮，至大蒜软烂，连大蒜和汤一起喝掉，每日一次。

【生姜白萝卜汤】

生姜3片，白萝卜5片，放水共煮，至白萝卜软烂，连白萝卜

和汤一起吃掉。每日一次。

【冰糖炖梨】

将新鲜的梨去皮，剖开去核，加入适量冰糖，放入锅中隔水蒸软即可食用，每日一个。

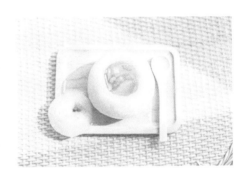

【烘烤橘子】

在橘子底部中心用筷子打一个洞，塞少许盐，用铝箔纸包好之后放入烤箱中烤15～20分钟，取出后将橘子皮剥掉趁热吃，每日一个。

【注意事项】

对于孕妇咳嗽，以上的食疗方可以任选一两种使用，如果咳嗽严重又伴有其他全身症状，请务必及时就医。

咳嗽不吃药，按摩也有效

人体还有一些常用的穴位，在咳嗽时有选择地按揉，简单易行，安全有效。

第一对穴位：鱼际和少商。可以在"肺热壅盛"的时候选用，就是咳嗽、咯吐黄痰的时候。鱼际穴位于手掌大鱼际部的中点处，按揉此穴时，拇指要立起来，用指尖用力点按。少商穴在拇指桡侧指甲角旁边，由于穴区窄小，不好用力，可以用指甲掐按，这里的疼痛感比其他穴位更明显，有时按揉的时候甚至会出现灼热痛感，都是正常表现。

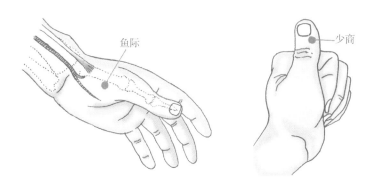

第二对穴位：列缺和照海。如果是干咳，没有痰或者少痰，伴有嗓子痒，可以选择这一对穴位。列缺穴在手腕内侧，寻找列缺穴有个小窍门，将两手虎口交叉，手腕要伸直，将食指点在手腕的侧面，可以感觉到食指下面的骨头上有一个明显的纵向裂隙，这里就是列缺穴，列缺在窄小的骨缝里面，所以按揉的时候也要将拇指立起用指尖掐按。照海穴在脚腕内侧，沿内踝尖向下按到内踝的末端，可以感觉到这里有一个明显的骨缝，这里就是照海穴，也要用指尖掐按。

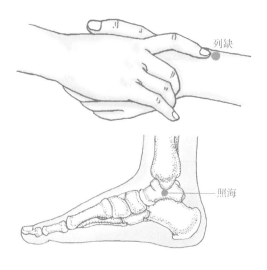

【注意事项】

这两对穴位我们可以根据症状选择按揉，每日按揉，不拘次数。以按揉到皮肤微微发红发热为准。

预防和治疗，同样都重要

咳嗽的预防和治疗都很重要，尤其是有慢性呼吸系统疾病的老患者，预防显得更为重要。吸烟对肺的损害这里就不再赘述，所以戒烟为预防呼吸系统疾病、预防咳嗽的第一要务。

然后要注意在咳嗽的时候尽量多饮水，饮水有助于新陈代谢。特别是秋天，气候干燥，"肺为娇脏，喜润恶燥"，饮水可以润润呼吸道，但是不要喝冷水，也不能喝太烫的水，这些对呼吸道都有刺激作用，温水最好。

再就是饮食宜清淡。咳嗽发作期间，不要吃太咸的食物，对油炸类的、辛辣刺激的麻辣烫、麻辣香锅、烧烤类食品都最好忌口。鱼虾等海鲜类的食物虽然蛋白质含量高，但是会增加痰的产生，也要尽量少食。"形寒饮冷则伤肺"，所以，还要禁忌冷食或者冷饮。

最后，就是要慎用单纯镇咳药。许多镇咳药里都含有可待因成分，可待因是一种中枢性的镇咳物质，这种物质虽然能起到强力的镇咳作用，但由于在大多数时候，咳嗽会伴有大量的痰排出，这是人体的自我保护机制，而单纯镇咳，会导致邪留机体，不能外达。而且此类镇咳药有比较强的成瘾性，所以一定要在大夫的指导下合理使用。

应对咳嗽，预防重于治疗。大家一定要注意气候变化，避风寒，免着凉，适当运动，提高机体抵抗力，戒烟，饮食保持均衡。一旦患感冒，最好能及时治疗，切不可耽搁拖延。

过敏性鼻炎

一大清早起来，莫名其妙地就开始打喷嚏、流鼻涕、鼻子痒、鼻子堵，真是太难受了！明媚的春天，别人都去花园赏花，我却敬而远之！杨絮柳絮飘飞的季节那就更痛苦了……这都是怎么回事呢？有以上症状，而且反复发作，还和接触了某些特定的东西有关，那么，基本可以确定这是得了过敏性鼻炎。

过敏性鼻炎是很常见、发病率很高的一种过敏性疾病，多发生在春夏交季，花粉、杨絮、柳絮飘飞的季节，此外冷热空气、尘螨、动物皮屑和一些食物也会引发过敏。过敏使鼻部陷入混乱的状态，就出现了上述各种症状。现代社会随着经济的发展，城市化和工业化进程的加快，空气中的悬浮颗粒增加，雾霾天气增多，环境问题已经成为人们关注的重点，雾霾这种新现象也使得过敏性鼻炎

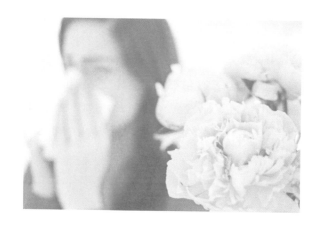

的发病率急速上升，目前，中国已有超过 1 亿的过敏性鼻炎患者。那么过敏性鼻炎到底是怎么回事？怎么会得这种病？如果得了过敏性鼻炎该怎么办呢？

鼻塞鼻痒太痛苦，体质过敏是"祸首"

过敏性鼻炎的患者都有共同的感受，那就是真的太痛苦了！一不小心就不停地打喷嚏、流鼻涕、鼻子痒、鼻子堵，有时候清水样鼻涕就像自来水一样……大家在一个办公室里，真是太难堪！过敏性鼻炎是一种过敏性疾病，也就是人体对某种物质过度敏感而引发的以鼻部症状为主的疾病。主要症状是打喷嚏、流鼻涕、鼻塞鼻痒，严重的会伴有眼睛痒、流眼泪、喘息、咳嗽、瘙痒以及全身不适。症状发作比较频繁，严重影响正常的工作和生活。

导致过敏性鼻炎的"罪魁祸首"有两个，而且缺一不可，那就是特殊体质禀赋和外界过敏原。

什么是特殊体质禀赋呢？就是拥有这种体质的人群和一般人的体质不太一样，这些过敏原对一般体质人群来说，都不是什么问题，但是对于这类人群来说问题就严重了。如果按照中医的九种体质分类法，那就应该属于"特禀质"，这种体质一般与遗传因素有关，此外先天不足以及后天失养也会导致特禀质的产生。

外界过敏原就是指外界环境中的某些物质，比如某些植物，包括花粉、杨絮、柳絮、沙蒿等；某些食物，包括海鲜、坚果、芝麻、鸡蛋、牛奶、大豆等；还有某些气味、油烟、冷热空气、颗粒物（比如雾霾）、动物皮屑、尘螨等等，所有可能导致过敏发生的物质都属于过敏原，学名叫"变应原"。

当过敏原遇到特禀质，过敏反应就毫无征兆地发生了。

患了过敏性鼻炎，是否"没救了"

过敏性鼻炎发作的时候有人会觉得真是"生不如死"，觉得自己是不是就"没救了"？其实不然，过敏性鼻炎既然由特禀体质和过敏原两个原因同时导致，那么只要我们想办法解除其中一种，理论上是可以治疗的。但是普遍来看整个治疗过程很漫长，有时候效果并不显著。究其原因不外乎调整体质是需要个人不断坚持、改变不良生活习惯并配合服药的长期攻坚战。而对于过敏原，我们也很难做到完全避免，所以治疗起来确实有一定难度。那是不是就真的"没救了"呢？其实也不是。

首先，个人体质是可以通过中医中药和养生方法来调理的，当然这离不开"坚持"二字。体质调理是一个漫长的过程，在此期间个人要注重养生，营养均衡、适当锻炼、戒烟限酒、作息规律、心态平和，这些都很重要，所以"有志者事竟成"，贵在坚持，持之以恒，就会拥有一个健康的体魄。

其次，一定要想办法远离过敏原，下面的建议可以供大家

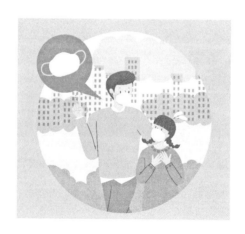

参考：

过敏流行季节以及雾霾天气尽量减少出门，外出时尽量戴上口罩，口罩以棉质为宜，既不会引起过敏，也易于清洗。

雾霾天出门前可以往鼻腔中涂抹一层香油，有利于有害颗粒物的粘附。

在严重的雾霾天建议回家后清洗鼻腔：使用温度35～38℃的生理盐水清洗鼻腔，若想用鼻腔冲洗器冲洗，请在耳鼻喉科的医护人员指导下使用。

雾霾天少开窗，如果要开窗，一定要等太阳出来后再开窗通风。

过敏性鼻炎患者最好不要在雾中晨练，尤其不要在雾中剧烈运动。如果要运动，尽量选择在上午10点到下午3点这段时间进行。

勤打扫，勤晒被，减少周围环境的灰尘和螨虫。

对猫、狗等动物毛过敏者不宜养宠物。

明确对某些食物过敏的，一定避免食用这些食物。

避免冷热空气过度刺激，比如夏天不要把空调温度降得太低。注意气候变化和寒温湿度的调节，尤其对头部温度的防护更为重要。

有条件的，可以在过敏频发的季节，换个地方生活，远离有过敏原的环境。

所以，增强自身体质，远离过敏原，过敏性鼻炎我们还是有办法对付它的！

 ## 养成生活好习惯，远离过敏性鼻炎

过敏性鼻炎的患者可以回想一下自己体质的特点，一般来说这一类患者有两大特点，其一，身体处于亚健康状态，比如经常熬夜，饮食不规律，缺乏锻炼，时常会觉得乏力，精神差，比从前爱感冒了，爱出汗了或者有怕冷怕风的情况；其二，在发病前，曾有不同程度身体受寒经历，比如淋雨、光脚蹚水、常喝冷水、喜欢吃冰激凌等。

这种不良的生活习惯导致体质下降，用中医术语来讲就叫"气血不足，阴阳失调，脏腑失和"。其中以"肺卫之气"受到的伤害最为严重，中医典籍《黄帝内经》中提出"肺主皮毛，开窍于鼻"，因为肺是呼吸的通道，为气出入的门户，所以肺气和，才能呼吸通利。

养肺先护鼻，保护好呼吸道的第一关卡，非常重要。下面有一些常用方法，大家可以尝试：

过敏性鼻炎患者有"肺气虚"表现的，比如怕冷怕风，出汗多，心慌，全身乏力，又容易感冒的，可在大夫指导下服用玉屏风颗粒。玉屏风颗粒由黄芪、防风、白术等组成，具有益气、固表、止汗的功效，可以改善肺气虚体质。

睡前用热水泡脚，睡眠时关好窗户，睡觉时穿上睡衣睡裤，尤其秋冬季节要特别注意这一点。

尽量不要吃寒凉的食物、饮料，远离冷空气、空调冷风。

平时寒气较重的人，可以经常服用姜枣汤，尤其是在过敏性鼻炎发作、喷嚏大作的时候，一碗热乎乎的姜枣汤可以协助通利鼻窍。

秋冬季节，遇冷风容易出现喘咳的，可以用艾条慢灸背俞穴，沿风门、肺俞、脾俞、肾俞，灸至穴位微微痒痛，或者选择肚脐下的关元穴进行灸法治疗，有助于改善特禀体质。

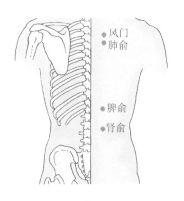
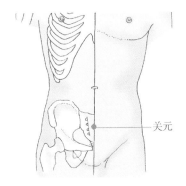

【注意事项】

艾灸操作建议到医院针灸科进行，以避免烫伤。

 ## 食疗小妙方，解决大困难

【苍耳子茶】

苍耳子 9 克，白及 9 克，葱白 13 根，茶叶 12 克，用沸水冲泡成茶饮服。

【辛夷花茶】

辛夷 2 克，苏叶 6 克，用沸水冲泡代茶饮。

【辛夷豆腐汤】

辛夷 9 克，豆腐 250 克，同煮，喝汤吃豆腐，每日 1 次。

【红枣苍耳汤】

红枣 10 枚，苍耳子 9 克，同煮，喝汤吃枣，每日 1 次。

【辛夷煮鸡蛋】

辛夷 9 克，鸡蛋 2 只，加水煮熟，蛋熟后去壳再煮片

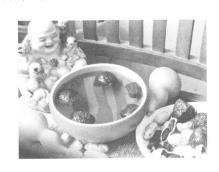

刻，吃蛋喝汤，每日 1 次。

辛夷和苍耳子是传统治疗鼻炎的中草药，辛夷又名木兰、紫玉兰，是中国特有的一种植物，性味辛温，归肺、胃经。具有发散风寒、通鼻窍的作用。苍耳子性温，味苦、甘、辛，归肺、肝经，有发散风寒、通鼻窍、祛风湿、止痛的功效。防治过敏性鼻炎的食疗方中常常加用这两种草药可以取得较好的疗效。

【注意事项】

辛夷是玉兰花的花苞，上面有大量的绒毛，遇水容易脱落，所以要用纱布包起来再煮，以免刺激呼吸道。

 ## 自己动动手，过敏无处逃

下面几个可以自己动手操作的按摩手法，对过敏性鼻炎的防治有意想不到的效果，您不妨试试。第一步，用双食指的外侧来回地搓揉鼻梁两侧的上下，搓揉到鼻梁有发热的感觉。第二步，用双食指尖揉动鼻孔两侧的迎香穴，共揉动 50 下。第三步，用对侧大拇指和食指上下揉动手上的合谷穴，左右交替各 50 下。过敏发作的时候，每天做三组，可以有效缓解过敏带来的不适症状。

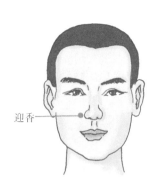

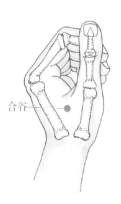

迎香

合谷

脑卒中

脑卒中是严重威胁人类生命及身体健康的疾病，其发病率高、致残率高、死亡率高。脑卒中又称脑血管病、脑血管意外，是指各种原因导致脑部血管或支配脑的颈部血管阻塞或破裂，从而导致颅内血液循环障碍，脑失去了正常的血液供应，脑组织受损的一组疾病，包括缺血性脑卒中和出血性脑卒中。其发病症状有突然昏倒、不省人事、半身不遂、口舌㖞斜、言语不利等。因其起病急骤，症状多变，病情变化迅速，与风邪善行数变的特点相类似，因此又称为"中风病"。

脑卒中是"大家庭"，多种疾病在其中

脑卒中分为缺血性脑卒中和出血性脑卒中。其中，缺血性脑卒中主要包括脑血栓形成、脑栓塞、腔隙性脑梗死、短暂性脑缺血发作；出血性脑卒中主要包括脑出血、蛛网膜下腔出血等。

短暂性脑缺血发作又称一过性脑缺血发作或者小卒中，是脑组织短暂性、局灶性、缺血性损害出现的功能障碍，一般 24 小时内可以完全恢复正常，但是可以反复发作。患者通常表现为发作性偏瘫或一侧肢体出现轻瘫，如上下楼梯时一阵腿发软，与人交流时突然舌头发硬，吃饭时突然拿不动筷子，视物模糊，眼前发黑，头晕等。短暂性脑缺血发作被认为是脑卒中的先兆或前驱症状，有

20%～40%的病人将会出现不可逆的脑梗死，应尽快到医院就诊，防止进一步加重。

脑梗死是由于动脉粥样硬化、动脉炎、血液病等引起脑血管病变，形成动脉粥样斑块或血栓阻塞血管而发病。一般在安静状态下起病，症状在发病数小时或 1～2 天内达高峰，可有肢体麻木或偏瘫、头痛、头晕、耳鸣、说话不清、吞咽困难、恶心呕吐等症状，严重者出现昏迷不醒。部分脑梗死患者发病 1～2 周内病情不稳定，出现反复加重或渐进加重。

腔隙性脑梗死是脑梗死之一，由于高血压及其伴发的小动脉玻璃样变或动脉源性栓塞引起，其梗死灶范围直径不超过 20mm，受累血管一般位于大脑半球深部或脑干的穿通动脉，梗死灶内坏死组织被吸收后形成小囊腔，称为腔隙性脑梗死。由于腔隙性脑梗死受损的脑组织范围较小，其症状轻微，无意识障碍，神经系统体征也不明显，因此很容易在相当长的时间内被忽略，得不到重视和治疗，反复、多灶性的腔隙性脑梗死易加重病情，导致假性延髓麻痹或血管性痴呆，甚至严重的肢体瘫痪。因此，一旦发现腔隙性脑梗死，就应该及时防治高血压、高脂血症、糖尿病等危险因素，降低疾病复发的可能性。

脑出血是指脑实质内的血管突然破裂，血液从血管中溢出，压迫周围脑组织的疾病，又称为脑溢血，通常分为外伤性脑出血和自发性脑出血。脑出血起病突然，多发生在白天，寒冷季节或季节变换时易发，紧张繁重的体力或脑力活动、剧烈运动、用力排便、情绪激动等能导致血压骤然升高的因素，均为脑出血的直接诱因。

脑卒中发生蓄谋已久，危险因素莫忽视

很多人对脑卒中感到恐惧，一方面是因为它发病率高、病情重、恢复慢，另一方面也是因为它常常在人们休息甚至是睡梦中不知不觉发生，难以预料，早期又不易发现。

脑卒中虽然常常突然发生，令人防不胜防，但是脑卒中的发生发展其实是一个慢性的过程，通常需要几年甚至几十年不良因素的持续刺激才能形成发病的基础，血管才会出现严重的损伤，以至于最后的脑卒中只是疾病的总爆发，是"冰山上的一角"。

脑卒中危险因素可分为三类：第一类是不能改变的危险因素，如性别、年龄、种族与遗传因素等。第二类是通过合理的治疗可以改变的危险因素，如高血压、糖尿病、冠心病、高脂血症、高同型半胱氨酸血症等。第三类是通过调整不良生活方式可以改变的危险因素，如吸烟、酗酒、肥胖、缺乏运动、情绪不稳等。大部分危险因素是可以通过药物治疗和改变不良生活方式加以预防和控制的。那么，对于可控因素，我们应控制在什么范围呢？详见表 1-1。

表 1-1　脑卒中危险因素合理控制范围

危险因素	控制范围	备注
血压	降压目标一般应达到 ≤ 140/90mmHg，理想应达到 ≤ 130/80mmHg	严密监测血压，降压应缓慢进行，切忌降压过低、过快。由于每个人的基础血压不同，所以不能自己随意决定降压目标，要经过医生指导后方可用药

续表

危险因素	控制范围	备注
血糖	糖化血红蛋白 < 6.5%	
血脂	低密度脂蛋白胆固醇（LDL-C）水平降至 2.59mmol/L 以下 如果伴有多种危险因素，如患有冠心病、糖尿病、动脉粥样硬化性疾病，但无确切的易损斑块，应将 LDL-C 降至 2.70mmol/L 以下 在有颅内外大动脉粥样硬化性易损斑块或动脉源性栓塞时，建议将 LDL-C 降至 2.70mmol/L 以下	应用他汀类药物的同时，应注意这类药物的肝脏损害副作用，应定期监测肝功等
同型半胱氨酸		高同型半胱氨酸血症的患者（空腹血浆水平 ≥ 16 μ mol/L）
肥胖	标准体重的计算公式：身高（厘米）-105= 体重（千克）	一个人的体重超过标准体重的 20% 称为肥胖

 ## 脑卒中不只是老年病，中青年也会得

在人们的印象中，脑卒中是老年人的常见病、多发病，中青年人不必担心，实际情况却并非如此，中青年如果不注意，同样会发生脑卒中。近年来，随着生活水平的不断提高和社会发展节奏的不断加快，脑卒中的发病有逐渐年轻化的趋势，发病年龄越来越小，因此中青年人同样需要警惕脑卒中的发生，及早采取预防措施。

当今社会竞争激烈，由于工作节奏较快、应酬频繁、不合理的饮食习惯和生活方式等使得许多中青年人处于亚健康状态，增加了发生脑卒中的风险。有些年轻人不知道自己患有高血压，而是在查体时才发现，或者觉得自己年轻，血压高一些也没事，甚至不愿意带上高血压的"帽子"，逃避现实，不接受药物治疗或不规律服药。由于长时间的高血压得不到控制，影响脑部血管，使得血管发生透明脂肪样变，导致微梗塞或者微动脉瘤形成，最终出现脑卒中。也有研究证实青年缺血性脑卒中患者多数有血流变学指标异常，而且血流变紊乱发生在血管壁内皮细胞损害前，因此有人指出全血比黏度增高是青年人发生缺血性脑卒中的主要原因。还有一些平素有偏头痛病史的青年脑卒中患者，其发生脑卒中可能是由于持久的凝血功能异常和血小板功能亢进，导致高凝状态或者血流动力学异常所致。口服避孕药也是导致青年人患缺血性脑卒中的一个原因，长期口服避孕药会造成血管内膜粗糙，导致血栓形成和血管痉挛。

 小贴士：

　　由于脑卒中发生后致残性较高，中青年人如果发生脑卒中将会给社会和家庭带来极大负担，因此，中青年人如果出现单侧或双侧的肢体麻木、无力或瘫痪、讲话口齿不清、视力下降、突发单眼或双眼视物模糊、头晕、头痛等，切不可掉以轻心，应及时就医，避免延误诊治。

颈动脉狭窄不可小觑，脑卒中与之关系密切

　　如果动脉硬化比较严重，一侧颈动脉严重狭窄，狭窄程度达70%以上，或两侧颈动脉都存在狭窄，机体对脑血流的调节不能保证供给大脑充足的血流，我们就可能出现脑缺血，表现为头晕、视

物模糊、半侧身体无力等。如果颈动脉完全堵塞，使得依赖这条血管供应的脑组织不能获得足够的氧气和养料，导致脑细胞死亡，脑卒中就发生了。

有些人颈动脉狭窄程度并不严重，但也会发生脑卒中，这是因为颈内动脉或大脑内的动脉有不稳定的粥样斑块，这些斑块容易脱落，一旦脱落就会随着血流到达脑内造成血管阻塞，引起脑卒中。

颈动脉狭窄患者主要为中老年人，其常见体质人群为血瘀质及痰湿质，通过调整痰湿体质可以减少缺血性脑卒中的发病率。颈部多普勒超声检查能早期发现颈动脉狭窄和动脉粥样硬化斑块，及早治疗、预防脑卒中。

知识链接：

大脑通过两侧颈内动脉和椎动脉来供血，两侧颈内动脉供血占大脑总供血量的80%～90%，椎动脉供血仅占10%～20%。由此可见，大脑的大部分血液是通过颈动脉到达大脑的，如果颈动脉发生动脉粥样硬化形成动脉狭窄或阻塞，供应大脑的血液明显减少，就有可能发生脑卒中。

有时一侧颈动脉发生粥样硬化性狭窄后，另一侧的血管还可以为大脑提供血液供应，身体会自动调节，增加脑部的血液供应，医学上称之为"代偿"。如果这种代偿能够满足大脑对血液供应的需求，就不会出现任何症状，我们就会像健康人一样。

如果出现情绪激动或脑力活动增加后，大脑对血液供应的需求增加，而狭窄的颈动脉无法为大脑提供更多的血液供应，就有可能出现与脑卒中相类似的症状，严重时可发生脑卒中。

山雨欲来风满楼——脑卒中有预兆吗

答案是肯定的。只要认真并仔细观察发病前表现，还是可以发现蛛丝马迹的。中医通常称之为"中风先兆"。

中风先兆实为中风之轻症，不易引起注意。它与中风有相同的病因，又是中风的前提和基础。如果近期突然出现烦躁易怒、口干口苦、口气臭秽、头晕昏沉、反应迟钝、视物模糊、神疲乏力、嗜睡思睡、头胀、痰多而黏等症状，常常意味着中风先兆的发生。烦躁易怒、头晕昏沉、神疲乏力等为中医"风""火"之象，是中风的高度预警信号，应及时识别，积极采取中医药辨治干预，截断疾病的发展，就能防止脑卒中的发生。

眩晕是脑血管病先兆中较为常见的症状，可以发生在脑血管病前的任何阶段，特别是清晨起床时发病的较多，高血压病人若 1～2 天内反复出现多次眩晕，发生脑卒中的危险性会显著增加。

头痛也是脑卒中先兆中较为常见的症状，尤其是突然出现的剧烈头痛。如果出现以下情况之一，要及早就医：头痛的性质、部位、持续时间等出现了变化；因咳嗽用力而加重的头痛；伴有抽搐发作；伴有嗜睡等。

步履蹒跚、走路腿无力等可能是脑卒中的先兆症状之一。如果老年人的步态突然出现变化，并且伴有肢体麻木无力等表现时，应引起注意。

高血压病人鼻出血也是值得引起注意的一种危险信号。血压突然持续升高到 200/120mmHg 以上时，是发生脑出血的先兆；血压突然下降至 80/50mmHg 以下时，有可能发生脑梗死。

突然单眼或双眼短暂发黑或视物模糊，没有任何预感突然跌倒，突然出现肢体或者面部麻木、无力等表现也是脑卒中的先兆症状，出现这些症状都需要高度警惕，及时到医院治疗。

脑卒中会遗传吗

经常有人在发现自己血压高、血脂高或者血糖高后会联想到自己的父母曾患过脑卒中而紧张，他们在就医时会询问医生，自己是不是也要得脑卒中？

脑卒中有遗传倾向。父母、兄弟、姐妹、祖父母、外祖父母中有脑血管病的人，脑血管病的发病率比一般人要高4倍。如果父母双方都患过脑卒中，子女发生脑卒中的风险最大；如果仅有父亲或者母亲患过脑卒中，子女发生脑卒中的风险就会降低，但是他们发生脑卒中的风险要远大于父母双方都没有脑卒中病史的人。而且，有脑卒中家族史者更易患高血压、高脂血症、冠心病等疾病，而这些疾病又与脑卒中有直接的关系。因此，对于有脑卒中家族史的人而言，更要敲响警钟，关注自己的健康。

为什么脑卒中在家族中发病率高呢？主要由于患者家属动脉硬化的发生率较高，血管弹性不稳定，脂肪、蛋白质及凝血机制代谢障碍，植物神经中枢调节功能差。由此可以看出，脑卒中受遗传因素影响。

那么，有脑卒中家族史的人就一定会得脑卒中吗？

不用如此悲观，因为脑卒中的发生是多种致病因素共同作用的结果，并不是所有具有脑卒中家族史的人都会发生脑卒中，除了遗传因素之外，环境、生活方式等其他因素对脑卒中的发病也有重要影响，如高盐的摄入、精神紧张、性格急躁、缺乏运动等，危险因素的影响如吸烟、酗酒、肥胖等。如果我们能够保持健康的生活方式，远离高血压、糖尿病、高脂血症、冠心病等疾病，绝大多数人都能远离脑卒中。

 ## 人人都是急救员——怀疑自己或身边人发生脑卒中该怎么办

人们常常把各种突发疾病的救治完全寄托在医院和医生身上，而自己缺乏现场救护知识，往往使处于生死之际的患者丧失了最初几分钟、十几分钟的黄金救治时间。那么，如果怀疑自己或身边的人突发脑血管病，我们应该怎样做呢？

1. 使用 FAST 评估方法，尽早识别自己或者家人是否患有脑卒中。

F（face）：您（他）是否能够微笑？是否感觉一侧面部无力或者麻木？

A（arm）：您（他）能顺利举起双手吗？是否感觉一只手没有力气或根本无法抬起？

S（speech）：您（他）能流利对答吗？是否说话困难或者言语含糊不清？

T（time）：如果上述三项有一项存在，请您立即拨打急救电话。时间就是生命。

2. 尽快拨打 120 或 999 急救电话！在电话中务必说明患者性别、年龄、所在详细地址及电话，务必说明发病原因及患者的主要症状，务必记住出现症状的时间，必要时不要放下电话。

3. 患者就地平卧，头歪向一侧，不要枕任何东西，意识未清醒前勿给喂水。

4. 如果患者意识清醒，要温言安慰患者，保持镇静，不要加重患者心理压力。

5. 不要给患者任何药物。

误区1：怀疑得了脑卒中，通知家人后等待送到医院。

正确认识：发病后患者及家属应紧急拨打急救电话，再通知家人，以尽快得到救治，快速送往医院救治。

误区2：测量血压偏高，赶紧服用降压药紧急处理。

正确认识：脑卒中发病后为保证脑灌注，会出现血压升高，不需积极降压治疗。

 ## 时间就是大脑——快速诊断脑卒中

为什么说"时间就是大脑"呢？

对于脑卒中，如此重视时间，主要有两方面的原因：

一是因为大脑十分"娇气"。日夜不停的工作要消耗大量的能量和氧气，且没有能量储备，因此脑组织对血液供应的依赖性非常强，对缺血缺氧的耐受性低。如果脑部血流阻断10秒，脑细胞就会受到损伤，如果脑部血流阻断5分钟，脑细胞恢复的可能性就会大大降低，如果血流完全阻断半小时以上，脑细胞就会彻底死亡，且脑细胞几乎不可能再生，这也是为什么许多脑卒中患者的肢体或功能障碍终生不能恢复的原因。

二是因为治疗要求。急性脑梗死后溶栓治疗有其治疗时间窗。急性大量脑出血患者，需要尽早进行手术清除血肿，解除血肿对其他脑组织的压迫，否则可能会有生命危险。

当怀疑脑卒中时可以按照眼、口、手、脚的顺序判断自己是否发生了脑卒中：

1. 症状突然发生。

2. 一侧或双眼视力丧失或模糊。

3. 双眼向一侧凝视。

4. 视物旋转或平衡障碍。

5. 一侧面部麻木或口角㖞斜。

6. 说话不清或理解语言困难。

7. 一侧肢体（伴或不伴面部）无力、笨拙、沉重或麻木。

8. 既往少见的严重头痛、呕吐。

9. 上述症状伴意识障碍或抽搐。

 知识链接：

急性脑梗死患者梗死灶由中心的缺血中心区和周围的缺血半暗带组成。缺血中心区由于脑血流严重不足或完全缺血导致脑细胞死亡，而缺血半暗带内由于侧枝循环的存在，仍可获得部分血液供应，神经细胞尚能维持自身形态的完整，处于可逆状态。若能及时恢复脑部血流供应，缺血的脑组织尚有逆转的可能，减轻脑部的损伤。

 脑卒中临床常见症状有哪些

脑卒中临床表现复杂，病情变化迅速，认识脑卒中的常见临床症状对于及时准确判断是否患有脑卒中非常重要。常见脑卒中临床症状如下所示：

1. 突然出现口眼㖞斜，口角流涎或兜不住食物，说话不清，吐字困难，词不达意或者失语，吞咽困难或伴有呛咳，一侧肢体乏力或运动障碍，走路不稳或突然跌倒。

2. 突然出现面、唇、舌或肢体麻木，或表现为眼前黑蒙、视物模糊、看东西看不全，只看到一半，总撞到身边的物体，耳鸣或听力下降。这是由于脑血管供血不足影响到脑感觉功能的缘故。

3.突然出现剧烈的头痛、头晕，或头痛、头晕的感觉与形式与以往不同，程度较重，或由间断变为持续性，甚者恶心呕吐、血压波动较大，这是脑出血或蛛网膜下腔出血的症状。

4.意识障碍，表现为精神萎靡不振，困倦思睡或整日昏昏沉沉。性格较前改变，突然变得沉默寡言，表情淡漠，多语易躁或行动迟缓，也有的伴有短暂意识丧失。

眩晕不是小事情，中风防治需重视

很多人都有过眩晕的经历，起床时突然感觉天旋地转、恶心或伴有呕吐，几十秒后缓过劲来，又反复多次。有的老年人往往以为过一会儿就好了，从而忽略了脑卒中的预警，而临床医生非常重视眩晕的发生。

临床医生常常说："眩晕者，中风之渐也。"为什么会如此说呢？

眩晕的中医认识包括：以虚为主，其中肝肾阴亏、肝阳上亢而导致的眩晕较为常见。此型眩晕若肝阳暴亢，阳亢化风，可夹痰夹火，走窜经隧，病人可以出现眩晕头胀、面赤头痛、肢麻震颤，甚则昏倒等症状，必须警惕发生中风的可能。

"无风不作眩"。中医认为风邪致病有以下三个特点，一是"善行而数变"，风邪不仅易于引发各种病症，而且病症变化迅速；其二，"风以动之"，伤于风者多见眩晕；其三，"伤于风者，上先受之"，风邪易犯巅顶，"高巅之上，唯风可到"。故而风邪在中风病发生发展过程中至关重要。

眩晕主要是指患者感觉周围景物或者自身旋转，或者上下左右摇晃，或有一种移动的感觉，客观表现为平衡的障碍，这是患者对空间定向感觉主观体会的错觉所致，同时多伴有自主神经功能紊乱症状如恶心、呕吐、心悸、大汗或异常便意等。

临床上很多疾病都可以出现眩晕的症状，但是中老年人常见的眩晕主要是由于椎 – 基底动脉供血不足引起的小脑或脑干缺血。蛛网膜下腔出血也有以眩晕为首发症状。如果老年人突然出现眩晕，应该警惕脑卒中的发生，因为这种眩晕可能是脑血管病的短暂脑缺血发作导致。

 ## 怀疑脑卒中应该怎么查

为了明确是否得了脑卒中，是出血性的还是缺血性的，梗在哪里，梗的面积有多大，常用头颅 CT 扫描和磁共振成像（MRI）检查来鉴别判断。

1. CT 扫描

CT 扫描对急性出血性脑卒中的检查极其敏感，起病即可发现，检查时间短，几分钟甚至几十秒即可完成检查，对争取时间抢救病人起到了重要作用。因此在急诊的情况下，往往先选择做 CT 来鉴别是不是脑出血，但 CT 对缺血性脑卒中的检查不够敏感，发病 24 小时内的急性缺血性脑卒中在 CT 上也看不清楚，而且对于脑干和小脑的病灶也显示不清。

2. MRI 检查

MRI 检查成像比 CT 清楚，对缺血性脑卒中很敏感，发病 6 小时甚至更短时间的病灶能清晰显示出来，对脑干和小脑的病灶显示也比 CT 清楚，没有辐射。但 MRI 检查时间长，一般十几分钟，不适合危重病人，且 MRI 检查有禁忌证，如患者体内含有铁磁性金属就不行，如有心脏起搏器的患者不能做 MRI 检查。因此，头颅 CT 和 MRI 检查各有优势和不足，临床要视情况而定，怀疑出血性脑卒中或情况危急首选 CT 检查，缺血性脑卒中且无禁忌证推荐 MRI 检查。

误区 1：头颅 CT 正常就一定没有得脑卒中。

正确认识：显然不是！因为若是刚发病的缺血性脑卒中，CT 上有可能是看不出来的，所以报告为正常，因此还需要进一步做 MRI 检查。

误区 2：做 CT 后还要做 MRI，头颅 CT 没用。

正确认识：当然有用！因为 CT 可以先帮我们排除脑出血，因此两者谁也不可替代谁。

溶栓治疗知多少

缺血性脑卒中刚刚发病时，只有病变最中心部位的脑细胞发生了死亡，死亡的细胞不能再复活，但这些死亡的细胞周围很多脑细胞只是处在缺血缺氧的状态，还没有死亡，如果能及时让他们得到血液供养，这部分的脑细胞就会活过来，这时候，就有一种特殊的治疗方法——溶栓治疗。

溶栓治疗就是用能溶解血栓的药物通过输液进入脑组织，让堵住的血管重新通开，这样就能够及时挽救部分缺血缺氧的脑细胞，减少脑细胞的死亡率。

既然溶栓治疗这么好，是不是每个病人都溶栓就好了？当然不是！因为溶栓治疗有严格的适应证，只有符合条件的患者才能溶栓，否则容易发生危险，况且符合条件的患者也并非绝对安全，少数患者在溶栓治疗时可能会导致脑出血；而且溶栓治疗有严格的时间要求，发病 6 小时内才有机会进行溶栓，我们把这段时间叫作溶栓治疗的"时间窗"，超过 6 小时，缺血缺氧的脑细胞已经死亡，溶栓也就没有意义了，反而可能导致出血。

中医救治中风有奇招

有些人认为，中医只适合调理各种慢性病。其实，中医在脑卒中急救方面，也有其优势和确切疗效。下面介绍几种针对急性脑卒中既简便又常用且行之有效的中医穴位急救方法和急救中成药。至于急救工具，可选择手边的三棱针、注射针头、缝衣针、牙签、竹签等一切带尖的东西，用前需消毒。

1. 脑卒中穴位急救法

（1）刺激人中穴：对于昏迷病人，指压人中穴，以促进苏醒。

（2）十指尖放血：从昏迷病人的十指尖刺入即出，边刺边挤，每个指尖要流出至少三四滴血出来，刺后昏迷的病人可能会慢慢地醒过来。必要时还可以在 10 个脚趾尖上放血。

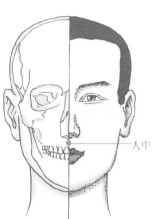

人中

（3）耳垂放血：可迅速缓解口歪症状。先搓一下病人的耳垂，让其略微变红，再在每侧的耳垂中间各刺两针，挤一两滴血出来。

（4）搓推双手双脚：急性中风病人气血上涌于头部，手足发冷，此时当按摩搓推其双手双脚至发热，为抢救赢得时间。

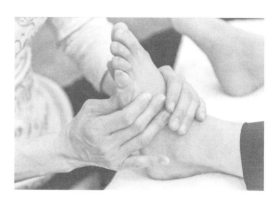

2. 脑卒中急救中成药

【安宫牛黄丸】

主要成分：牛黄、水牛角浓缩粉、人工麝香、珍珠、朱砂、雄黄、黄连、黄芩、栀子、郁金、冰片。

功效及用法：清热开窍，豁痰解毒。用于高热烦躁、神昏、胡言乱语、口干舌燥、痰多、舌红的患者，有时可以起到"起死回生"的作用。一般每次服用 1 丸，每日 1～2 次，温水送服。病情严重的，可以每 6～8 小时服 1 丸。

药理：安宫牛黄丸可以改善脑缺血缺氧状态，延长缺氧状态下的存活时间，保护血脑屏障，从而修复受损的神经系统，对脑神经细胞有明显的保护作用；促使广泛的大脑皮层神经原被活化，缩短恢复清醒的时间；降低血压，减轻水肿脑组织的含水量，抑制脑出血后的炎症，减轻脑出血导致的脑组织损伤，缩小脑梗死体积。

使用注意：并不是所有中风患者都适宜吃安宫牛黄丸，因安宫牛黄丸药性寒凉，痰热神昏的患者可以服用，但对于痰热不明显或脾胃虚寒的患者却不适合。只有热闭中风，即出现"突然昏迷、面赤气粗、口眼㖞斜"才是安宫牛黄丸的适应证，其他类型的中风都不是安宫牛黄丸的适应证，比如中风脱证（不省人事、大汗淋漓、手脚冰冷、面色苍白者）就不宜用安宫牛黄丸，否则可能会加重病情。

安宫牛黄丸不宜长期服用，后遗症期的患者也不宜再服用，此时服用不但无效，体质差的还会出现眩晕、腹泻等症状。

安宫牛黄丸不是越放越金贵，中药及中成药都有保质期，且安宫牛黄丸中有麝香、牛黄等易挥发的芳香类药物，存放过久会影响疗效。

服用前应除去蜡皮、塑料球壳及玻璃纸，不可整丸吞服。

孕妇及哺乳期妇女、儿童、老年人使用时要遵医嘱。

【醒脑静注射液】

醒脑静注射液是在安宫牛黄丸的基础上研制而成的一种中药复方制剂。

主要成分：麝香、郁金、冰片、栀子，辅料为聚山梨酯80、氯化钠。

功效：清热解毒，凉血活血，开窍醒脑；用于气血逆乱、脑脉瘀阻所致的中风昏迷、偏瘫口歪。

药理：醒脑静注射液能够透过血脑屏障，直接作用于中枢神经系统，能有效降低血脑屏障通透性，起到调节中枢神经、保护大脑、减轻脑水肿和改善微循环等作用。

 为什么说急性期大便通畅很重要

50% 急性脑卒中患者会出现大便干甚至几天没有大便。这主要是因为：①脑卒中的患者往往年龄偏大，本身胃肠功能就比较差；②卧床导致胃肠的蠕动变慢；③脑卒中使大脑受损，正常的排便功能变差；④患者排便无力，有大便难以排出；⑤发病后吃的东西少了。

大便不通是腑气不通的表现，长时间大便不通影响气血正常运行，浊气不降，清气不能向上濡养大脑，导致疾病加重，因此脑卒中急性期采用"通腑泻热"法，使腑气通畅，气血得以正常运行，排除浊邪，使大脑得到濡养。

大便秘结、腑气不通往往是脑卒中发展过程中的一个重要转折点。脑卒中发病后气机逆乱，痰火壅遏，腑气不通，可致邪浊上犯，蒙闭清窍而出现神识昏蒙，病情恶化。根据中医"急则治其标"的原则，可采用通腑泻下之法，使腑窍通，痰闭开，起到釜底抽薪之效，腑证既去，病情稳定后再辨治其本。

保持大便通畅对脑卒中患者来说尤为重要。这是因为，排便能够排出体内很多毒素，若便秘则毒素排不出而堆积在体内；另一方面，患有脑卒中的患者大多都伴高血压、脑动脉硬化等基础病，若排便时用力过猛，使全身肌肉紧张、血管收缩、腹部紧绷而腹部压力增大，可使血压突然升高，血液上冲至脑内，造成脑内压力突然升高，容易导致脑血管发生破裂而出血，危及生命。此外，心脑往往同病，保持大便通畅对于防止心梗等心脏病变也尤为重要。

中医康复有妙招

脑卒中发生后，很多患者遗留有偏瘫、言语不清等后遗症，早期康复可以大大减少后遗症。

一般认为，在患者病情平稳的前提下，越早展开康复治疗效果越好，开展越早，脑部受损的面积减小、侧枝循环产生，使脑部缺血改善越快。3个月内恢复的可能性最大，1年后恢复得就很慢。

中医在康复方面有很多实用的妙招。

1. 针灸

临床上针刺和灸法常一起使用。患者病情稳定即可开始针灸治疗，每日1次。

2. 推拿

患者中风后病情平稳即可接受推拿治疗。本病的治疗以"治痿独取阳明"为指导原则，重点在手阳明、足阳明经。

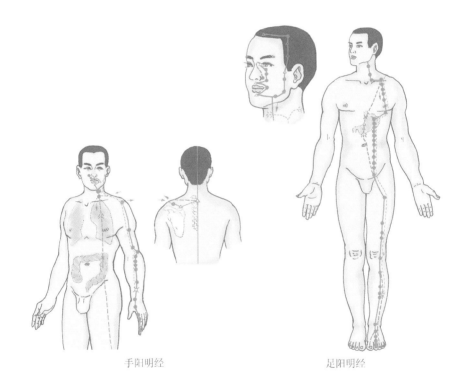

手阳明经　　　　　　　　　　足阳明经

3. 药物熏洗

脑卒中后遗症主要有偏瘫、肢体麻木、肩手综合征、手足肿胀等，严重影响患者的生活质量，目前西医对这些症状的治疗难以取得满意的效果。采取中药熏洗患肢，往往能取得良好的疗效。

【中药熏洗方】

组成：黄芪、桑枝、木瓜、牛膝、伸筋草、鸡血藤各 30 克，当归 20 克，地龙、红花、桂枝各 10 克。

用法：药物加水后煎煮 30 分钟，使用脚盆浸泡，开始水温比较高，可将患侧手足放在盆上经热气熏蒸，待水温达 40℃ 左右时，患侧手足放入水中浸泡约 30 分钟。一般每日 1 剂，每天治疗 2 次。

 ## 中成药中有宝贝，治疗中风各显其功

适合中风患者的中成药有很多，该如何选择呢？

很多患者或家属对广告上的中成药很关心，被所谓的特效药或新药所迷惑；还有人认为多吃几种药效果更好，因此有一种很常见的现象就是，病人自己选择几种效果类似的中成药同时吃，但这种认识和做法是错误的。

事实上，每个人的体质、病情都不同，因此同一种药物对不同的病人会有不同的效果，应根据患者的具体情况选用，不能盲目加药，尤其是同种类的药物不宜同时服用很多种。

以下列举一些常用的中成药：

【安宫牛黄丸】

此药具有清热开窍、豁痰解毒的功效，用于高热烦躁、神昏、胡言乱语、口干舌燥、痰多、舌红的患者。一般每次服用 1 丸，每日 1～2 次，温水送服。病情严重的，可以每 6～8 小时服 1 丸。

【苏合香丸】

此药具有芳香开窍、行气止痛的功效，用于牙关禁闭、不省人事、面白、肢体发冷、苔白的患者。一般每次服用 1 丸，每日 1～2 次，温水送服。

【中风回春片】

此药具有活血化瘀、舒筋通络的功效，用于半身不遂、口舌喝斜、肢体麻木、言语不利的患者。一般每次服用4～6片，每日3次，温水送服。本药重在活血通络，对中风时间久后偏瘫、肢体麻木疗效较好。

【银杏叶片】

此药具有活血化瘀通络的功效，用于瘀血阻滞，半身不遂、言语不利的患者。一般每次服用2片，每日3次。

【大活络丹】

此药具有祛风止痛、舒筋活络的功效，用于半身不遂、筋脉拘急、正气不足的病人。一般每次服用1～2丸，每日2次，温水送服。注意，若患者热象较明显则不宜选用。

【脑安颗粒】

此药具有益气活血的功效，用于半身不遂、肢体麻木、口舌喝斜、言语不利，同时伴有乏力气短、自汗、手足肿胀的病人。一般每次服用1袋，每日2次，温水送服。

【脑心通胶囊】

此药具有益气活血的功效，其适应证与脑安颗粒类似，活血化瘀药物含量更多。

【六味地黄丸 / 金匮肾气丸 / 杞菊地黄丸】

这三种药都具有滋补肝肾的功效。六味地黄丸偏于治疗脑卒中患者眩晕耳鸣、下肢无力酸软、小便失禁或尿频等；金匮肾气丸偏于治疗下肢发凉等寒证；杞菊地黄丸偏于治疗

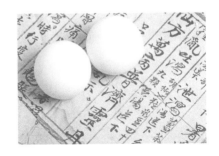

眼干、视物不清等的患者。

【四磨汤口服液】

此药具有泄热通便的功效，用于大便不通、大便干、舌红苔黄的患者。

【牛黄清心丸】

此药具有益气养血、镇静安神、化痰息风的功效，用于心烦口臭、大便干的患者。但注意不能长时间服用，否则容易损伤脾胃。

临床针对脑卒中的中成药五花八门，种类繁多，但并非越贵或者广告越多的药越好，也并非吃越多药越好，俗话说"是药三分毒"，适合别人的也不一定适合自己，选用中成药仍要在医生的指导下，根据患者的病情合理选用。

脑卒中患者适宜什么运动方式

脑卒中患者往往有肢体偏瘫的后遗症，许多患者和家属心情急迫，急于求成，想让病人早日独立行走，因此让病人多运动，但若选择的方法不科学且运动量大，往往会事半功倍甚至对肢体的康复产生不利影响。

脑卒中患者的运动要注意循序渐进、量力而行、持之以恒，不宜选择太过于剧烈的运动，一般以轻、中度的运动量为宜。适当的活动能够增强血管的舒缩能力。如适当的文体活动、打太极拳、练气功等不仅可帮助减肥，也可保持身心健康，对预防高血压和动脉硬化十分有益。

打太极拳对改善脑卒中患者的肢体功能及平衡功能均有积极作用。太极拳拳式都涉及下肢的重心转移，提高了下肢的支撑及控制能力；太极拳运动讲求眼随手走，这也使中风患者的视空间适应能力得到了提高，从而提高其平衡功能。太极拳要求练习者精神放松，讲究呼吸与运动协调配合，动作舒缓、匀速，从而降低了肌张力，达到对肢体的随意控制；此外，太极拳的拳式涉及双侧肢体交替和相互配合动作，因此提高了肢体的协调性。

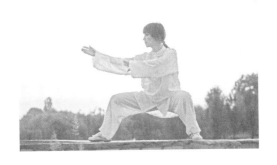

中风之后变寡言，病人为何不爱说话

得了脑卒中后，引起情绪变化的原因有两个：

一个是心理上的原因：脑卒中是突发事件，不管发生在谁身上都是很大的打击，因此患者出现情绪变化一点不奇怪，其后遗症对患者今后的生活有非常大的影响，患者可能会失去很多基本生活能力而感到悲伤和忧愁，就好像经历亲朋去世一般，是得病后感情的自然流露。这是由脑卒中后出现的身体功能受损导致的心理变化，是心理上的原因。

另一个则是生理上的原因：脑卒中时会损害大脑，使大脑管理情绪的部位受损，大脑不能正常处理好情绪，因此也会引起情绪变化，这是由脑卒中后的大脑损伤导致的，是生理上的原因。

因此，脑卒中患者要意识到自己的情绪变化。

一般脑卒中患者的心理变化都要经过震惊 – 否定 – 焦虑抑郁 – 适应等几个阶段，患者要明白这种情绪的出现不是正常的，要积极向身边的人倾诉，主动寻求帮助，必要时向心理医生或专业人员求助，坚信这些都是可以治愈的。

作为患者家属，首先要主动跟患者交流，了解患者的内心想法，观察患者的情绪变化，引导患者从家庭、子女的角度认识到自己生命的价值，多多鼓励患者，使其对治疗和康复产生主动性；其次多用鼓励的语言去帮助患者恢复心理健康，经常告诉患者疾病好转的消息，鼓励他说出内心的想法，减少其过分的担心和猜疑等。交谈时要有耐心，有爱心，温和亲切，让患者感受到生活的快乐。必要时带患者去专业心理门诊就诊，在医生的指导下共同帮助患者解决情绪问题。

为什么病人会出现反应迟钝甚至记忆力下降

经常有家属问医生，为什么觉得病人越来越傻了？

这可能是血管性痴呆的表现！

什么是血管性痴呆呢？它包括缺血性或出血性脑血管病，或者是心脏和循环障碍引起的低灌注所致的各种临床痴呆，是痴呆的常见类型之一。它的本质是脑动脉硬化。脑卒中就是由于脑血管发生堵塞或者破裂而产生的疾病，从而损害了大脑与记忆相关的部位，使得患者的记忆力产生障碍，反应迟钝。这是脑卒中后常见的并发症之一。

为了改善患者的痴呆症状，应鼓励患者多看书看报，认字，看电视，多参与开动大脑的活动，按摩头部，多活动手指、关节等。有资料显示，勤动手指会有利于大脑开发。同时，控制好其他危险因素也尤为重要，如要戒烟戒酒，低盐低脂，控制好糖尿病、高血压等。病情严重者则需要借助药物改善患者的智能。

中医治疗有独特优势。中医认为血管性痴呆的演变过程分为三个阶段，即平台期、病情波动期、下滑期。

（1）平台期：肾虚和痰瘀内阻是主要病机。临床以通补兼施为大法，补肾为主，兼益气、养阴、柔肝、填精。

（2）波动期：浊实壅盛为主要特征。治疗以"通""调"为主。调理气机，调节脏腑功能，调和阴阳，和解疏导，应补肾益气，活血通络，化痰降浊解毒。

（3）下滑期：特点是诸邪壅盛。当急治其标，化瘀通络，解毒散结。

中风也爱"三顾茅庐"，如何才能避免再得

许多第一次得脑卒中的人问医生，这种病以后还会再得吗？

答案是"会"。有调查显示，约有1/3的病人5年之内可能复发，而且，一般复发时病情往往比第一次更严重，并发症更多，甚至危及生命。复发时大脑损害的部位是新的部位，所以跟第一次发作时的表现往往也不同。

如果脑卒中患者出现了以下症状，要警惕再次发作的可能：

（1）头晕耳鸣，眼前发黑。

（2）一侧胳膊、腿、脚颤抖或者麻木、乏力。

（3）舌头发硬，说话不流利，甚至表达不清。

（4）嘴角流口水、兜不住食物。

（5）想拿的东西却总是拿不准。

（6）走路或骑自行车时突然跌倒，或走起路来总跌跌撞撞。

（7）走路不能走直线，总是往一侧偏斜。

（8）眼睛看东西看不全，只能看到一半，以至于撞到身边的物体。

为了预防脑卒中再发作，经常有患者到医院要求输液，认为定期输液能够预防脑卒中的发作。这种做法是没有科学依据的。想要预防中风最有效的方法是积极控制各种危险因素，治疗相关基础病，改变不良生活方式，单靠一段时间内输液一两种药物并不能起到预防作用。而且对于有严重心脏病的患者，输液会增加血容量，增加了心脏负荷，可能还会加重病情。另外，输液可能会出现药物不良反应，甚至会导致严重不良后果。

如何照顾你，我的中风亲人

对脑卒中患者的护理是一项长期、细致、艰辛的工作，家庭护理得好，就能减轻患者的痛苦，帮助患者恢复自理的能力。那么，家庭护理应该怎么做呢？护理的重点要放在哪几方面呢？

1. 生活护理

注意患者的皮肤、口腔的清洁卫生，防止感染的发生；帮助患者勤翻身、勤擦身，防治褥疮的发生；勤拍背，拍背时手指并拢成空心圈的样子拍背，从下往上，从外向内，促进排痰，防止肺部感染等；在医生的指导下，帮助患者肢体活动，促进瘫痪肢体的恢复。

2. 饮食护理

针对脑卒中患者的咀嚼和消化情况，注意饮食营养均衡，宜食清淡、营养、易消化的食物。正确的饮食结构应为："一戒、二限、三忌、四宜。"

（1）戒烟。

（2）限饮酒，限饮茶。

（3）忌油炸煎，忌高盐、高脂、高糖，忌动物内脏等。

（4）宜低盐低脂，宜鱼／瘦肉，宜豆制品，宜蔬菜瓜果。

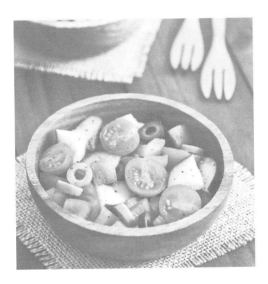

吃饭喝水有呛咳的患者，尽量不要躺卧着喝水吃饭，尽量坐着，使用吸管慢慢地吸。出现呛咳的时候，让病人侧身，帮助患者把呛着的东西吐出来。

3. 情绪护理

要密切观察患者的情绪、表情，随时了解患者的心理活动，耐心、热情地疏导患者，让患者建立战胜疾病的信心，鼓励他们参与娱乐活动，必要时带患者去专业心理门诊就诊，在医生的指导下共同帮助患者解决情绪问题。

失 眠

世间纷扰生忧愁，心躁神乱难入眠。

恬淡寡欲福满胸，常动有为梦方甜。

 睡觉不好也是病，时间长了也要命

睡眠不好也是病？有人可能有疑问：不就是睡觉吗，还能是病？其实不然。现代社会，由于生活节奏快、生活压力大等原因，越来越多的人出现睡眠问题：入睡困难、夜里老醒、总是做梦等，严重的成宿不睡。实际上这就是常说的"失眠"病。

那究竟什么是失眠呢？首先从睡眠时间上说，每天睡不够7个小时就是失眠。有人会问：睡够了就不是吗？其实不然，人与人之间存在着个体差异，不同的体质、不同性质的工作、不同的生活环境等原因，导致我们机体缓解疲劳需要的时间不同。所以睡得好不好，不能只看睡的时间长短，更要看睡觉的质量。当然，偶尔的一两次睡不好觉不能称之为失眠。

有的人说生命有限，睡多了都是浪费时间。这是一种错误的说法。长时间睡眠不足，不仅影响我们的精神状态、机体反应、思维能力等，而且会影响我们的身体健康。

长期睡眠不佳的人，正气会衰退，抗病能力减弱，一旦有外来邪气的侵袭，人就容易患病，如感冒、肺炎、心肌炎等。如果原本就患有疾病，严重的失眠会加重原有疾病，如患有高血压者加上失眠，就会使血压更加升高，不好控制；患有冠心病心绞痛的加上睡眠不好，就容易诱发心绞痛，还会导致急性心肌梗死，甚至心源性猝死；有些时候，失眠还是引起脑梗、脑出血的诱发因素。

如果长期失眠，睡眠严重不足，消耗人的精血，机体免疫力下降，常常使一些患有消耗性疾病的患者病情恶化，最终危及生命，如重症焦虑抑郁、肿瘤患者，常常因为病痛折磨、恐惧顾虑而严重失眠，而睡眠不安、忧愁伤悲不利于机体功能的恢复，并且会加重神经源性炎症的损害，造成原发病日趋严重，甚至危及生命。所以我们要重视失眠。

失眠原因多，你中哪几招

影响睡眠的原因众多，你了解有多少？是不是人人都会因此而失眠呢？下面介绍一下对睡眠的常见影响因素。

首先是睡眠环境。一个舒适安逸的环境是我们睡好的前提，如果睡眠环境嘈杂，比如在医院、车站、集体宿舍，同房间休息的人打鼾、磨牙，强光之下，或是没有合适的睡觉床位等，这样的环境都是不利于睡眠的。

其次是自身因素。当我们罹患各种疾病都可能会影响睡眠，出现入睡困难、夜间易醒、睡不踏实等，例如：感冒后，出现鼻塞、头痛、全身酸困；哮喘发作、心衰出现咳嗽、咳痰、气喘、胸闷；或是患有风湿、癌症，导致夜间疼痛难忍等。

当我们和别人吵架了，遇到不开心的事情，听到不好的事情，或是突然听到考上理想的大学，突然升职加薪等，这些心理精神因素可以引起情绪大起大落，对敏感的人也是一种强烈的刺激，也可以影响睡眠。

还有就是吃了一些不合适的食物或药物。我们常说"胃不和则卧不安"，晚上睡前吃得过多过饱，吃得过于辛辣刺激，吃了不好消化的食物等，就会引起胃胀、胃痛、拉肚子、发热、出汗、烦躁等，可以影响睡眠。喝了浓茶、咖啡，吃了过多的甜品，引起过度兴奋，常可影响睡眠。因患病需要用一些特殊的药物，如治疗哮喘的激素、氨茶碱，得了肿瘤放疗、化疗之后出现药物的副反应等，也可以影响睡眠。

还要注意的是一些特殊情况，比如女性的生理周期、更年期等，因为全身激素水平从平衡到不平衡到再平衡，身体在适应的过程中会有潮热盗汗、头晕、心烦等不适，可影响睡眠。

有钱难买天明觉

老话讲"有钱难买天明觉"，是说由于其他原因而致入眠困难，或因熬夜，暂不能眠，延至天亮，睡意方浓，此时如能甜梦一场，对缓解疲劳、恢复体力大有好处。如夏天夜晚酷热未退，一时燥热搅扰，难以入眠，后夜酷热渐退，天亮之时空气清新，凉爽宜人，适宜安睡。

而且，睡好觉对调节生理、提高抗病能力也非常重要。

现实生活中因为工作等原因，睡到自然醒对大多数人来说是奢望。但是有时会有这样一种情况，就是在时间允许的条件下，没有其他因素影响，仍会有睡不着，醒得早，导致睡不好；有时还会伴有心烦急躁、容易发火、担心顾虑、恐惧害怕、情绪低落、意志消沉、缺乏自信、反复纠结甚至重复同一件事情以确保没有问题等。对此种情况下的失眠需要考虑有没有焦虑抑郁的存在。

另外，很多情况下，睡眠不佳可能只是外在的表现之一，不是疾病的本质。同理，其他疾病也常常可以导致失眠，所以我们如果出现睡眠困难，不能只简单关注睡眠不好的现象，应该重视引起失眠的原因。假如自我调整心态和去除常见诱因后仍不能正常睡眠的，一定不要拖延就医，以免日久伤身。

总之，睡眠是保持机体生理正常的必需过程，各种方式的睡眠补偿，都是有益于大脑和机体修复的重要方式。所以，俗话说"睡眠足，精力旺""睡好觉就等于大补"。

那么，对于睡眠好则精力充沛如何理解呢？

日常生活中，因为工作需求，我们经常会在休息时间加班，会有犯困、没精神等表现。好多人会喝上一杯咖啡或是浓茶来提神，虽然不迷糊了，但仍会觉得没精神、反应慢等，时间长了2~3杯咖啡也不能解决问题。

但是，当我们犯困的时候找个地方小憩一会儿或是趴在办公桌上打个盹，再起来继续工作，就发现情况会好很多。其实，开始犯困或是没精神就是身体在提醒我们它累了，需要休息。所以睡觉是我们解除疲惫、调节机体最好的方式。相信大家都会有这样的经历，在周日的早晨，经过一个美美的睡眠之后，觉得一切烦恼都已经过去，心情美好，精神饱满，迫切需要到户外活动一下。因此，睡眠才是补充精力的最好方式。

对于"睡好觉就是大补"的例子很多，有这样一个故事：一个从事医疗的女老师告诉我，某某护士在刚毕业来科里工作的时候皮肤特别好看，水嫩而有光泽，她非常羡慕，可当小护士在科室上了半年夜班之后就黯然失色了。

这个故事告诉了我们睡眠的重要性。

如果长期睡眠不足，人会怎么样呢？会出现两个极端的现象：

一是面黄肌瘦，吃什么也不长肉，各种补品都无济于事；二是容易发胖，会伴随出现乏力、没有精神，总想坐着或是躺着不愿意动。这两种情况都是睡眠不足、身体自我调节能力下降、内环境平衡失调的表现。如果改变睡眠不足这一状态，情况则会大有改观，人就会表现出精力充沛、面色红润、反应敏捷、积极向上等正常状态。所以，睡眠好才是大补，这也是花再多钱和精力去美容都达不到的。因此，高质量的睡眠，是调节保养身体的最好方法。

 ## 失眠害你不健康

曾经有过这样一个病人，他给人的第一印象是目光呆滞，没有表情，颜面焦黑，头发枯黄，消瘦。医生初步觉得他是得了消耗性疾病或是某些不好的疾病，可是问了之后才知道，什么疾病都没有，就一句话"大夫我都四五年没睡着觉了"。可见睡眠对一个人有多么重要。失眠的危害由此可见一斑，那么失眠还有哪些危害呢？

失眠可导致身体抵抗力下降，容易罹患各种疾病，也可引起记忆力减退、头痛。失眠还会影响工作、学习和生活。失眠严重时可导致心慌、头晕、不自主出汗等。经常失眠可引起老年痴呆症，还可使人过早衰老，缩短寿命。儿童睡眠不足会影响身体的生长发育。所以说失眠是万恶之源也不为过。

 ## 快速睡眠三部曲

有过失眠经历的人都可能就过医，那么对失眠治疗的效果评价如何呢？可能有的会说：一服安眠药就能睡着觉，不吃就睡不着；

开始服安眠药还可以睡着，后来就不管用了；有一些人会说：吃了安眠药也睡不着，第二天头晕晕乎乎的，浑身没劲，打不起精神……其实，失眠真的不好治，首先是失眠的因素太多，再者容易失眠的人性格特别，心理素质也与常人不一样，要想找到行之有效的治疗方法，确实不容易。以下是作者本人治疗失眠的经验，称为"快速睡眠三部曲"，大家不妨一试。

1. 调畅情志治失眠——心安自可眠

不良的情绪对睡眠会有很大影响，所以应积极调整自己的心态，克服紧张、兴奋、焦虑、抑郁、惊恐、愤怒等不良情绪，做到喜怒有节、精神舒畅，尽量以放松的、顺其自然的心态对待睡眠。我们可以通过与自己熟悉的、自己意想的人进行沟通，吐露自己的不快，分享自己的喜悦，参于积极向上的有正能量的活动等方法来调节自己的情绪。

2. 饮食调节治失眠——吃好能睡好

"胃不和则卧不安"。这句话一是强调不合适的饮食会导致胃部及全身的不适，从而影响睡眠。所以，睡前不能吃得多，不能吃得硬，不能吃得油腻，应该适量吃一些清淡易消化的食物；也不要吃得过少，否则容易夜间饿醒；避免喝浓茶、咖啡、碳酸饮料等。二是可吃一些有助于睡眠的食物。如睡前喝适量牛奶，既有温饱感也有催眠效果。核桃也是一种滋养强壮品，可改善健忘、失眠、多梦，每日早晚各吃些核桃仁，有利睡眠。桂圆肉补益心脾，养血安神，可治失眠健忘、神经衰弱等，但是不可过量食用。总之，要吃得适宜才可助眠。

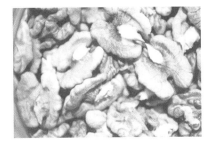

3. 适宜运动治失眠——玩好入睡香

生命在于运动，从事适当的体力活动或体育健身运动（建议每次运动强度都能导致轻微汗出）可增强体质，调畅情志，促进身心健康。从而有张有弛，有助于改善睡眠。所以白天可以适当打打羽毛球、网球、篮球，也可游泳、骑自行车、慢跑，还可以练习八段锦、太极拳等。活动后消化吸收功能提升，体内能量代谢也加快，身体会有一些疲惫感，从而可以帮助我们快速入眠，还可增加睡眠的深度，提高睡眠质量。

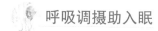 **呼吸调摄助入眠**

有些人因为长期睡眠不佳，一到睡觉时间就开始紧张；有些人本来上床前还有困意，一挨床就又特别清醒，担心自己会睡不着、睡不好。对此种情况需要用一些方法来分散自己的注意力，缓解紧张焦虑的情绪，比如数数、背词典等。有一好办法来助眠，就是做呼吸吐纳，通过呼吸调摄辅助入眠。具体方法：卧床躺好，全身放松，闭上双眼，用腹部起伏带动呼吸（即腹式呼吸），呼吸尽量深，要有节律，慢慢吸气，吸满后稍做停留，然后再慢慢呼气，吸气与呼气的时间比为一比二。如此反复多次练习，即可入眠。

失眠用对药，不愁睡不着

药物治疗失眠也有很重要的地位。改善睡眠的药物多种多样，现在分为中药、西药两个方面向大家介绍。

中医中药治疗失眠，主要是辨证论治，说得通俗点就是量身定制。当您因为生气、劳累或是着急上火之后出现失眠头痛、胸闷、胁肋部疼痛憋胀、口干口渴、口苦口黏、小便黄、大便干等，就是因为肝火过旺，扰乱心神，治疗时应该泻肝胆实火，清下焦湿热，可用龙胆泻肝汤加减。常用药有龙胆草、黄芩、栀子、泽泻、车前子、当归、生地黄、柴胡、炙甘草等。此种类型的失眠还可选用中成药龙胆泻肝丸口服治疗。

　　因平素肥胖、好大鱼大肉、烟酒不断、着急上火或劳累等而出现的失眠，还伴有头重、胸闷、咳嗽痰多、口苦、便秘等表现时，是因为痰热内蕴，扰乱心神。治疗应该清心降火、化痰安中，可选用黄连温胆汤加减。常用药有半夏、陈皮、茯苓、枳实、黄连、竹茹、龙齿、珍珠母等。此种类型的失眠可选用中成药三黄片口服治疗。

　　当因为久病或身体虚弱时出现失眠，还有头晕、乏力、出汗、心慌、不想吃饭、肚子胀时，是因为心脾两虚，心神失养。治疗应益气补血，健脾养心，可选用归脾汤合酸枣仁汤加减。常用药有人参、白术、甘草、当归、黄芪、远志、酸枣仁、茯神、龙眼肉、木香等。

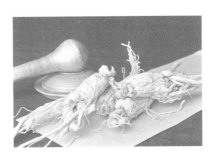

此种类型的失眠可选用中成药归脾丸口服治疗。

　　当失眠伴有腰酸腿软、容易劳累、心慌、盗汗、夜间烦热、头晕耳鸣时，是因为肾水不足，上不济心。治疗应补益肝肾，可选用六味地黄丸加减。常用药有熟地黄、山茱萸、山药、泽泻、茯苓、牡丹皮、黄连等。此种类型的失眠可选用中成药六味地黄丸口服治疗。

　　当失眠伴见心虚胆怯，容易受惊吓，心慌、气短、乏力等，是因为心胆气虚，痰浊内扰，导致心神不安。治疗应益气镇惊安神，可选用安神定志丸合酸枣仁汤。常用药有人参、茯苓、茯神、菖蒲、远志、川芎、酸枣仁、知母、甘草等。此种类型的失眠可选用中成药柏子养心丸口服治疗。

治疗失眠，汤剂的治疗效果好，但在药物的剂量及配伍方面不易掌握，病人自己不要随便使用，要找专业的中医大夫辨证治疗。相对而言，中成药在使用时更容易掌握，建议在医生指导下使用。

常用西药有佐匹克隆、思诺思、艾司唑仑、劳拉西泮等。当失眠表现为入睡困难，可以口服思诺思。当失眠表现为夜间易醒，可以口服佐匹克隆。当失眠以早醒为主可口服艾司唑仑。当失眠伴见焦虑时可口服劳拉西泮。注意，这些都要在专科医生指导下服药。

 ## 治疗失眠不用药，针灸推拿有良效

无药化治疗是医生治病的追求。中医治疗失眠不吃药，早已不是天方夜谭。比如针灸、推拿、耳穴压豆等，既经济有效，又绿色环保。

针灸在治疗失眠时能起到和药物治疗一样的效果，对一些顽固性失眠，当然是针药结合治疗效果会更好。以下介绍常用的体针、耳针、推拿、耳穴压豆等中医特技疗法。但是要提醒大家，这些治疗方法也要在中医医生的指导下使用。

1. 体针治疗法

取穴：四神聪、神门、三阴交等，可随证加穴位。每日一次，每次治疗留针 20~30 分钟。

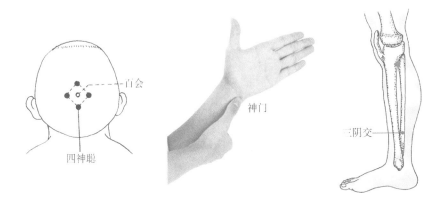

2. 耳针治疗

取穴：交感、心、脾、肾、内分泌、神门。针刺治疗可每日一次，耳针亦可埋针治疗。

3. 推拿治疗

推拿治疗不仅可以治疗失眠，同时还可改善全身症状。推拿的治疗原则是安神镇静，调整脏腑气血阴阳，并注重精神治疗。可使用点按揉摩等手法对天门、坎宫、太阳、耳后高骨、风池等穴位治疗。每日一次。

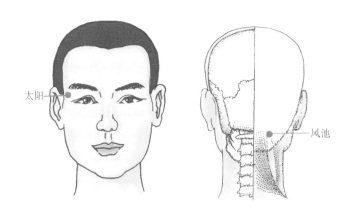

4. 耳穴压豆治疗

取穴：交感、心、脾、肾、内分泌、神门。

方法：取一侧耳穴，以王不留行籽贴压，每次3天调换一次。

人生寥寥数十载，烦恼忧愁全抛开。

回头看来全无事，欢乐开怀福自来。

冠心病

 关爱生命，从教你认识冠心病开始

在门诊上医生们经常会听到病人问："大夫，我化验不贫血，我怎么会有心肌缺血呢？我会不会得冠心病？心肌缺血是不是大病？我就怕得心梗死亡。"的确，人们常常将心肌缺血与冠心病联系到一起，而一旦得了冠心病心肌梗死大家就知道马上会有生命危险，那到底什么是冠心病呢？下面就教大家认识冠心病。

"冠心病"是冠状动脉粥样硬化性心脏病的简称。冠状动脉是分布在心脏表面的血管，专门为心脏的肌肉供应血液，因为冠状动脉犹如一顶皇冠形状的帽子倒扣在心脏肌肉的表面，因而取名"冠状动脉"。

心脏在"干活"的时候，就像一台水泵在工作，舒张的时候，心脏之外的血管里的血液被抽吸到心脏内部，收缩的时候将这些血液泵出输送到全身。其中，左心内是动脉血，左心通过主动脉瓣这个"门"把富含氧气的血液输送到全身血管，把氧气、养料输送到全身后，回收的二氧化碳和经代谢产生的废物变成静脉血，再回流

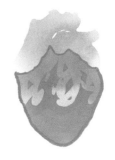

到右心。右心内流动的是静脉血，右心通过肺动脉瓣这个"门"把回收的二氧化碳和代谢废物输送到肺脏，和肺脏呼吸的新鲜空气进行气体交换，再次变成动脉血，然后回流到左心。以上运动周而复始，反复循环，使身体里的血液不停地在血管、心脏里流动。

正常情况下，冠状动脉血管壁内侧既光滑又有弹性，因而血液在冠状动脉内流动畅通无阻。但是由于年龄增加、情绪因素、饮食过度油腻等原因，血液中就会出现像黄油一样的脂质垃圾物质，并开始在冠状动脉的血管壁上沉积下来，使得冠状动脉血管管腔变得粗糙和凹凸不平。这时解剖打开冠状动脉时，可见管壁上散在灰白色黏稠的粥一样形态的块状物，我们称之为"粥样硬化斑块"。这好比水管长期使用或者老化以后也会生水锈，水管就会变窄，水流就不通畅一样，冠状动脉内如果出现了粥样硬化斑块，血管腔就会变得狭窄或完全堵塞，导致心脏供血减少，甚至完全没有供血，那么心肌就会缺血、缺氧、坏死，这时人们就会出现胸闷、胸痛甚至濒死感、窒息样疼痛的症状，我们就称之为冠心病心绞痛、急性心肌梗死。

知道了心脏是如何工作的，而且也明白了冠状动脉是将足够的氧气和营养的动脉血源源不断输送到心肌，才能确保心脏一分一秒不停地正常运转的道理，您就明确了心脏是靠冠状动脉供血的，也就回答了开篇病人的疑问"我不贫血怎么会有心肌缺血、冠心病"等这样的问题。

 ## 别把胸痛不当回事，严重时也要命

如果您有胸闷、胸痛，您可要小心了。早在古代《黄帝内经》中就有关于"胸痹""心痛""胸痛"的记载，而且指出其凶险，容易发生死亡，"真心痛，手足青至节，心痛甚，旦发夕死，夕发旦死"也已明确描述了与现代医学的冠心病、急性心肌梗死相同的临床特点和高死亡率，实属超前。对于"真心痛"出现生命垂危"脱证"的治疗，属于阳脱证可以用参附汤，属于阴脱证可以用独参汤。而这些内容，中医典籍中早已有详细记载，可见虽然中医学没有"冠心病"之病名，实际上所论治的病证，已包括了冠心病疾病发展过程中各个阶段不同程度的病症，并且直至今日，仍然是防治冠心病不可缺少的有效方法。

冠心病以胸痛为主要表现，是因心脏暂时不能得到足够的血液供应，所以会以疼痛的形式向人们发出求救的信号，从而让人慢一点或平静下来，引起我们的注意。典型心绞痛发作是由于过度劳累或者情绪激动时诱发，可表现为突然发生的位于胸骨上中段之后的压榨性、憋闷、发紧、沉重闷胀性疼痛，甚至窒息透不过气。一般的胸痛也常见压迫、闷胀。心绞痛的症状并不是"绞痛"，也非刀割样、尖锐痛或抓痛，疼痛或不适的部位通常位于胸骨或者附近甚至可波及大部分心前区，也可波及左肩背或左上肢范围内，疼痛范围有手掌或拳头大小。一般胸痛多持续 1~5 分钟，很少为几秒钟，一般不会超过 15 分钟，严重者胸痛可持续近半小时，往往迫使人们立即停止活动，同时伴有濒死感，出现大汗、恶心、呕吐、手脚冰凉，甚至发展为急性心肌梗死，甚至发生猝死。

"变脸"的心绞痛发作时，未必都胸痛

胸痛虽然是冠心病心绞痛常见的症状，但是有些冠心病心绞痛也不出现胸痛，这就是被称之为"变脸"的心绞痛，也称不典型心绞痛，容易误诊，对此需要重视，以免延误治疗。

不典型性心绞痛发作时，疼痛部位并不在胸部，有的疼痛表现部位为颈部、咽喉部、牙齿、面颊、头部，有的表现为上腹部疼痛，个别的放射至双腿、左肩胛骨、右肩，每次发作的部位均较固定，不典型的疼痛性质多为烧灼样或钝痛，有些人可有胸闷和室内空气不足的窒息感。有些人仅表现为慢性疲乏或发作性疲乏和软弱无力，而无明显疼痛症状。

不典型的心绞痛常见于老年人和糖尿病患者，心电图有很明显的心肌缺血表现，但因为他们对于疼痛的敏感性降低，故不表现为典型的胸痛，而且平时也无典型胸痛表现。有的病人或合并其他慢性疾病，如胃十二指肠溃疡、反流性食管炎、胆囊炎、胆石症、颈椎病等，易使原慢性病与冠心病心绞痛相混淆。

所以，如果长期出现牙痛、肩膀痛、胃痛等症状，又经治疗效果不明显，就要做心电图检查，了解疼痛发作时的心电图变化。或者经含服硝酸甘油治疗，观察效果，如果经含服硝酸甘油，某些部位的疼痛在 3～5 分钟得到缓解，则提示这是不典型心绞痛。还有的患者经常入睡后几个小时，出现胸骨后烧灼痛，此时可能是心绞痛发作，也可能是胃十二指肠溃疡或者食管反流引起的疼痛，要找医生帮您诊断，认真地鉴别分析，必要时进一步做心脏冠脉造影以明确诊断，针对病因予以正确的治疗。建议不要自作主张服药而耽误治疗。

胸痛病有多种，莫被误为心绞痛

并不是所有的胸痛都是冠心病，许多其他疾病也可出现胸痛，有的也十分危急，如主动脉夹层破裂、急性肺栓塞等，都能够威胁生命；有的是不太严重的神经痛，如肋间神经痛，或许疼痛难以忍受，但可能只是带状疱疹等疾病。此外，严重精神心理疾病如恐惧、严重抑郁、焦虑等所致的胸痛，多为短暂、针刺样、位置不固定，活动后可以缓解，服用硝酸甘油无效，心理治疗有效。当心血管疾病检查提示正常而仍有反复胸痛发作时，应当考虑是否是心理疾患所致的心血管神经症。

冠心病有多种，未必都会有胸痛

胸痛是冠心病的求救信号和典型表现，但是没有胸痛也可能患冠心病。在临床上，我们发现大约有 25% 的冠心病病人并没有明显胸闷、胸痛不适，他们常常在体检或因其他疾病就诊时，无意中发现心电图提示心肌缺血，或经冠状动脉造影证实冠状动脉狭窄超过 50%，这属于冠心病的一种特殊类型：无症状性心肌缺血，又叫隐匿性冠心病。隐匿性冠心病并不表示病情轻，其预后和有症状的心肌缺血一样严重，同样可能引起心肌梗死、严重心律失常、猝死等冠状动脉恶性事件。所以具有高血压、糖尿病、血脂异常、吸烟、肥胖、早期冠心病发病家族史等冠心病危险因素的人群，都应该积极控制和祛除危险因素，定期体检，检测心电图变化，防止冠心病心绞痛或者急性心肌梗死的发生。

冠心病要明确，医院检查少不了

如果您读了以上有关冠心病的知识，了解了典型冠心病心绞痛、不典型冠心病心绞痛可能出现的疼痛，又知道胸痛可能是其他疾病引起的，但最终还是不清楚自己到底有没有冠心病，那您就要到医院找心血管内科专业医生看病。到了医院，医生除了给您开具化验单抽血化验血糖、血脂外，还会同时给您做以下检查：心电图、胸片、超声心动图、颈动脉 B 超。如果您有反复胸痛发作，大夫会进一步给您检查，如运动平板试验，核素心肌显像，冠状动脉CT 检查。必要时大夫会给您做冠状动脉造影，这是确诊冠心病的金标准。

正常心电图，莫要排除冠心病

经常有病人问："大夫，我心电图正常，也就是没有冠心病吧？"还真不一定。虽然心电图是诊断冠心病最常用的检查方法之一，当心肌缺血时，心电图往往会产生特殊的变化，因此临床上医生往往通过心电图检查来协助诊断冠心病，但总有一些例外情况。

曾有这样一位门诊病人，中年男性，就诊时说当他快走或者上过街天桥时会出现胸部及咽喉部憋闷感，但心电图检查完全正常。医生综合他各方面情况考虑，让他入院做了冠状动脉造影检查，发现他有很严重的冠状动脉狭窄病变，最后这位病人做了冠状动脉搭桥。

上面的案例告诉我们，心电图正常并不等于没有冠心病。这是因为某些冠心病患者在安静状态下并没有出现心肌缺血，他们的心电图可以完全正常，这时往往需要进行运动状态下的心电图（运动试验）来协助诊断；此外心电图虽然能发现某些心肌缺血和心肌坏死，但这种变化是否由于冠心病引起的，心电图并不能给出明确答案；而且并不是所有的心肌缺血和心肌坏死都能通过心电图反映出来。

综上所述：心电图检查正常，并不能说明未患有冠心病，因此，心电图只是用于协助诊断冠心病的检查之一。

冠心病诱因多，早知早防少猝死

说起冠心病心肌梗死甚至猝死，人们往往心存疑惑，如惊弓之鸟手足无措，难道冠心病心肌梗死、猝死真的就防不胜防，我们就要坐以待毙吗？其实，冠心病心肌梗死是可以预防的。冠心病虽然是一个慢性发病过程，但是有很多因素会作用在冠心病发病过程的不同环节，会诱发或加重冠心病，这些因素我们称之为冠心病的危险因素。我们如果知道了冠心病高风险因素，就可以远离它们从而减少猝死。

常见的危险因素与年龄有关。临床上冠心病多见于中、老年人，近年来，临床冠心病发病年龄有年轻化趋势。男性年龄 ≥ 45 岁，女性年龄 ≥ 55 岁，患冠心病的概率较高。其中，女性 49 岁以后患冠心病的概率随年龄增长增加较快。

与男性相比，女性的发病概率较低，主要原因是在女性体内雌激素的分泌比男性多一些。经研究表明雌激素有抗动脉粥样硬化的作用，故女性在绝经期后缺乏雌激素抗动脉粥样硬化对心脏的保护作用，从而使冠心病的发病率增加。

常见的危险因素除了年龄和性别外，还有家族史。比如：某人的男性直系亲属中有小于 55 岁患冠心病或其女性直系亲属中有小于 65 岁患冠心病者，此人患冠心病的概率也较高。

以上所说的年龄、性别及家族史都属于自己无法控制和改变的危险因素。

此外，还有其他的危险因素，如：血脂异常、高血压、糖尿病、肥胖、缺乏体力活动、同型半胱氨酸血症和不良生活方式，包括吸烟、致动脉粥样硬化性不良饮食习惯、吃蔬菜少等因素。这些都可以通过自己主观重视并加以改变或控制，从而预防和延缓冠心病的发生。而对可改变的危险因素的调控、干预也是预防和治疗冠心病的重要前提和基础。

高血脂危害大，无声杀手在"心"上

胆固醇直接参与动脉粥样硬化的形成，导致很多人在不知不觉中突发心肌梗死，甚至猝死，危害更大，因此有人称高胆固醇血症是"无声杀手"。

很多人体检时会被告知"血脂异常"或者"血脂升高"，但不知道什么意思。其实，血脂是指血液中脂质的总称，主要包括胆固醇、甘油三酯。

我们在化验单上经常看到总胆固醇、甘油三酯、低密度脂蛋白胆固醇、高密度脂蛋白胆固醇的字样，其中高密度脂蛋白胆固醇可将多余的胆固醇从动脉中清除，防止动脉粥样硬化形成，减少冠心病心绞痛、急性心肌梗死等事件发生，被大家称为"好"胆固醇。

相比而言，低密度脂蛋白胆固醇被称为"坏"胆固醇。坏胆固醇含量增多时，通过破损的血管内膜"钻入"血管壁，在血管壁中缓慢沉积下来，并结合其他物质最终形成了粥样硬化斑块。这些斑块突向血管腔，使血管腔变得狭窄，血流减慢，从而导致冠心病心绞痛或者斑块破裂，血栓形成，快速闭塞管腔，血流中断，进一步导致冠心病急性心肌梗死或者猝死等急性事件发生。

因此，高胆固醇血症危害更大。降低胆固醇可以防止冠心病心绞痛、急性心肌梗死等心血管疾病发生。

要注意的是，高胆固醇血症通常没有任何症状，很多人血胆固醇高了也无从知道，有的即使知道自己血胆固醇高，也未进行有效治疗。高胆固醇血症是一种慢性代谢异常性疾病，目前只能靠降低胆固醇药物控制。如果停药，多数病人的胆固醇水平在 1～2 周后又回升到治疗前水平，那么防止冠心病心绞痛、急性心肌梗死等心血管疾病发生的目的就未达到，只有长期规律服用降低胆固醇的药物才能达到这一目的。

"隐形杀手"高血压，谨遵医嘱记"心"间

高血压患者中大多数人血压升高时并没有特别明显的症状，即使有轻微不适，病人的主观感觉与血压升高的程度并不一致，由于症状不明显，很多高血压病人明知自己有高血压也不进行治疗，造成多数高血压悄然起病，常常导致冠心病心绞痛或者急性心肌梗死、猝死，故高血压病被人们称为冠心病进展的"隐形杀手"。

一旦得了高血压病，医生通常告诉您需要预防冠心病，原因何在呢？一方面由于高血压患者收缩压或舒张压急剧升高，动脉壁将承受来自较高血压带来的压力，冠状动脉内皮细胞受损，"坏胆固醇"低密度脂蛋白胆固醇更容易进入动脉壁，加速了心脏动脉粥样硬化的进程；另一方面，发生动脉粥样硬化的心脏血管管腔变窄，血流变细或中断，同时血压升高增加了心脏的心肌耗氧量，从而引发冠心病心绞痛、心肌梗死甚至猝死。

鉴于高血压如此可怕，所以大家一定要注意学会规律自测血压。测血压前，不饮酒，不喝咖啡、浓茶，不吸烟并精神放松，安静状态下 5～10 分钟后测量。如果使用水银血压计，要保持坐位或卧位，肘部及上臂与心脏在同一平面，右上臂连续测量数次，每次间隔 1 分钟以上，取平均值，记录测量结果，以便与医生沟通。通常一般病人血压应控制在 140/90mmHg 以下，糖尿病、慢性肾脏

疾病病人需要控制在 130/80mmHg 以下。切忌不难受就不服药，更不能血压正常就擅自停药。一定要按照医嘱服药，勿信广告服药，忌道听途说。

 ## 糖尿病"甜蜜蜜"，"难兄难弟"冠心病

也许你经常听大夫说"糖尿病是冠心病的等危征"，这是什么意思呢？也就是说糖尿病病人比正常人患冠心病风险更大，而且一旦血糖控制欠佳，将使得冠心病病变进展非常迅速且病情凶险。

糖尿病是一种代谢性疾病，除糖代谢异常外，脂肪、蛋白质、水和电解质代谢都存在异常，约一半糖尿病患者伴有血脂异常，因此糖尿病患者更容易并发冠心病、高血压。糖尿病合并血脂异常危害极其严重，患者发生冠心病、中风、肾脏疾病及视网膜病变的危险更大，甚至会增加病死率。

由于糖尿病患者发生心脑血管疾病的危险非常高，因此，胆固醇水平应该降得更低。糖尿病患者伴有高血压、高脂血症则会增加冠心病的发病概率。同时，糖尿病患者凝血功能增强，会加速血栓的形成，引起冠状动脉管腔的狭窄及闭塞，导致冠心病心绞痛或者心肌梗死的发生，所以必须更加严格控制糖尿病患者的血糖、血脂及血压。

 ## 吸烟伤"心"害人命，千万别大意

吸烟对人有百害无一利，尤其对冠心病来说危害更大。因为烟雾中的尼古丁和一氧化氮直接损害冠状动脉血管管壁，增加血液黏稠度，使血流缓慢，促进血栓形成，使"好胆固醇"（高密度脂蛋

白胆固醇）减少，加速冠状动脉血管"衰老"硬化，从而导致冠状动脉粥样硬化性心脏病。

吸烟者患冠心病的时间往往比不吸烟者提早 10 年，患冠心病的危险比不吸烟者增加 2 倍，如果你得了冠心病并置入了支架，依然吸烟，则冠心病再置入支架及死亡风险会增加 76%。更可怕的是，有研究发现，吸烟 10 年以上，每天吸烟 20 支，其患冠心病的年龄可提前至 28 岁，急性心肌梗死发生可提前至 30 岁。

有些人常常认为低焦油危害低，电子烟无尼古丁，实际不仅仅是尼古丁，烟草烟雾中还含有 4000 多种化学物质，250 多种有毒物质，所以吸烟对人体有百害无一利，早戒烟早获益。有一位老人，70 岁时被医院诊断为冠心病，需要做冠状动脉搭桥手术，但老人拒绝。老人得冠心病的危险因素主要是吸烟，医师也告诉他吸烟的危害，嘱

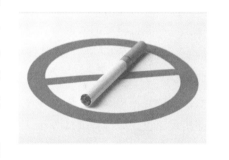

咐其出院后一是一定要戒烟，二是要坚持服药。他听从大夫的医嘱，当天就把烟戒掉，并一直坚持按时服药，结果老人家至今依然健在。由此可知，戒烟越早、持续时间越长，获益就越大，任何人在任何年龄戒烟均可获益。

心态第一位，养心先养神

您或许在电视或杂志上常常看见有些人因为一点点小事与人发生口角，而手捂住胸口痛苦万分，继而突发心肌梗死甚至猝死。曾有一位老年男性病人，他患有冠心病、陈旧性心肌梗死，经治疗好

转，就在准备出院的当天因与同屋患者吵架，着急生气，收拾东西要回家，没走几步，就在医院楼道猝死，好在医护人员抢救及时才挽回他的生命。等老人醒来之后，告诉医护人员，他非常后悔，不该与别人生气吵架。

世界卫生组织指出："健康不仅是没有病和不虚弱，而且是身体、心理、社会三方面的完满状态。"为此每个人想要身体健康，必须要具有良好的情绪。不良的情绪就会有损健康。中医学中说的情志有喜、怒、忧、思、悲、恐、惊七种，又称七情。中医学一向强调：过度的、突然的或持续长期不良的情志刺激可使人体阴阳失衡，五脏六腑功能紊乱，气血运行失常，从而导致各种疾病的发生或发展，即所谓七情内伤。在人体内，"心为君主之官"，心主神明，若"心君"一发怒则其他脏腑不得安宁，可见情志因素与心血管疾病的发病关系非常密切。若情志过极，气郁不畅，气滞血瘀，心脉痹阻或心血亏耗，则会导致胸痛、心悸、喘促，甚则厥脱而出现死亡。如过喜可以伤心，突然大笑可引起心脏病患者的心脏停止；长期思虑过度可使人气血阻滞出现胸闷；暴怒使交感神经兴奋，血压升高，副交感神经受到抑制，也可能诱发冠心病心绞痛甚至心肌梗死；悲忧使人气魄不足，情绪低落则气短乏力；惊恐使肾气不固，心肾不交，则心中空虚，慌乱失措，也可诱发冠心病。良好的情绪体现在日常生活与工作之中，我们提出贵在七乐：宽以为乐、动中取乐、静中得乐、爱好多乐、知足常乐、天伦之乐、健康是乐。坚持调养心神，一定会减少冠心病的发生，延缓其进展。

 ## 坚持有益运动，为"心"保驾护航

生命在于运动。适当的运动对骨骼肌和心肌都有益处。我们坚持适当的运动，不但可使机体的筋骨肌肉强健，还能够提高肺活量、心脏搏出量，使心肌对缺血的耐受力增加，有利于侧支循环的形成，从而促进冠状动脉的供血供氧。同时运动可以放松情绪，有助于增加人们的自信，提高生活质量。

从中医学角度来看，心的功能在五脏功能中显得尤其重要，心为君主之官，主血脉，司神明，为一身之本。其中，心的阳气功能最为重要，如《黄帝内经》指出："阳气者，若天与日，失其所则折寿而不彰。"如果经常运动，"动则阳气升"，人就会有朝气，有精神，精力旺盛，行动敏捷，干事利索。正如《素问·生气通天论》所说"阳气者，精则养神，柔则养筋"。另一方面，心之阳气旺盛，则主血脉、行血气的功能正常。心之阳气衰弱，心阳气虚，一方面易于使血脉不畅，形成瘀阻心脉，导致胸痛、心痛；另一方面，如果机体腑脏组织失去心阳温煦，则功能低下，变生各种疾病。

冠心病患者的锻炼健身方式要遵循两大原则：安全和有效。

首先要根据自身身体状况在医生指导下选择适合心脏状态的运动锻炼方式，并且定期复查和咨询医生；运动后不适情况出现，要马上寻求医生的帮助，评估锻炼的成效、利弊，以便调整。

其次要把握运动锻炼的强度：应该从较小强度开始，以不造成心跳过速、气喘、闷气为度，在此基础上，可适度加大强度，以周身暖和，甚至微有汗出为宜；切忌锻炼后引起心肌缺血、缺氧，甚至大汗淋漓。

根据各人情况，一般可选择步行、慢跑和太极拳。尤其推荐太极拳等传统导引健身术，因其集强身健体、颐养性情等多种功能为一体，内外兼修，可使人身心柔和、动作轻灵，使人体能够适应自然，平衡阴阳，树立"正气存内、邪不侵身"的功效。经研究表明：太极拳、八段锦等传统导引健身术是对冠心病患者非常有效的运动。

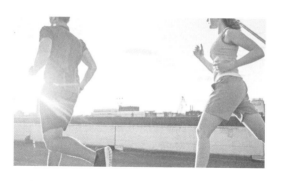

此外，选择步行的时候，不仅只活动双腿，双手也要活动起来，可以拍打一些经脉如心经、心包经、膀胱经、肾经，全身都动起来。

另外，还要随身携带救急药物，如速效救心丸、硝酸甘油制剂（片或气雾剂），预防运动不善引发冠心病。

病从口入，务必合理膳食

中国北方人喜欢吃咸味食品，即人们常说的"口重"。然而，最近的研究表明低盐饮食能减少冠心病的发病率，高盐饮食会导致血压升高，同时降低身体细胞的防御功能。口味的改变也不是一蹴而就的，可以逐步减淡，可利用摄入酸味食物减少盐的使用，如白醋、柠檬、苹果等。近年来苹果醋备受青睐，因为醋可以减低人对盐的需要，对软化血管也有一定作用。

众所周知，人类赖于生存的物质必须从食物中获得。物质分为六大类：水、蛋白质、脂质、糖、矿物质、维生素。保持身体健康，六类物质必须均衡进入身体，任何一类都不能有所过量。高脂血症患者必须调整饮食结构为低脂饮食。低脂饮食原则概括为：三多一少。即多吃高蛋白和不饱和脂肪酸的食物，如鱼、瘦肉、鲜牛奶、橄榄油、玉米油；多食五谷杂粮，如高粱、荞麦、燕麦、大麦、绿豆、黑豆、小豆、玉米；多吃新鲜水果和蔬菜，最好每天食用 400 克蔬菜，200克水果；少吃高胆固醇和饱和脂肪酸的食物，如全脂牛奶、奶酪、香肠、油炸食品、蛋糕，胆固醇摄入量应低于 200 ~ 300 毫克 / 天。

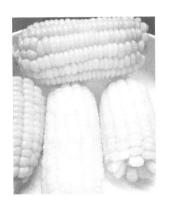

 ## 二便不通也伤"心"，定时通畅保护"心"

《黄帝内经》指出"小大不利治其标"，这也说明了大便、小便畅通的重要性。养生之道，既需要注重饮食宜忌，也需要时刻保持大小便通畅。大小便的顺利排解对预防冠心病发作及加重都是不可小视的问题。憋尿会导致膀胱压力增加，血压反射增高，使得心脏负担加重，从而加重或者诱发冠心病心绞痛的发生发展。若大便干燥，排解大便用力过猛，则心脏负担加重，甚至导致心脏血管缺血急性加重，出现急性左心衰甚至猝死，这样的病例在医院并不少见。大便干结，可服用香蕉、蜂蜜或者芹菜、豆角等，也可以通过腹部按摩促进排便。

胸痛不用怕，中医中药帮您治

如果注意了以上危险因素，依然有胸痛，这就需要找中医生把把脉，诊治后开中药处方，帮您治疗胸痛。

中医理论来源于对医疗经验的总结及中国古代阴阳五行思想。

中医学独特的理论体系有两个特点，一是整体观，二是辨证论治。通常情况下中医需要通过望、闻、问、切来判断病情，指导治疗。

若出现胸痛，时轻时重，隐隐作痛，而且胸痛常常与快走、跑步、爬楼以及做一般的家务活、体力劳动等有关，同时伴有乏力、心慌、容易出汗，甚至动则汗出，食欲欠佳，入睡困难，舌体暗淡，胖有齿痕，脉弱无力，多属于气虚血瘀类型的胸痛，可用党参、生黄芪、炒白术、当归、丹参、郁金、炒枳壳等补气活血。

若出现胸痛，如刺如绞，固定在胸部或背部，夜间容易发作甚至加重，舌质紫暗，有瘀斑，苔薄，脉弦涩，多属于心血瘀阻的胸痛，可用当归、生地黄、桃仁、红花、川芎、白芍、炒枳壳、桔梗、柴胡、牛膝等活血化瘀。

若在遇冷的时候出现心前区疼痛或遇冷时疼痛加重，伴有咳喘夜间加重甚至不能躺平，需要坐立起来胸闷胸痛才能减轻，甚至咳吐稀白泡沫痰，手脚冰凉，怕冷，面色苍白，下肢水肿，舌苔白腻或水滑，脉沉细，多属于阴寒凝滞、水湿内停的胸痛，可选用瓜蒌、薤白、桂枝、荜茇、川芎、桑白皮、茯苓、车前子、猪苓等药散寒除湿、宣通心阳、宣肺利水。

若胸闷隐隐，常闷闷不乐，情绪低落，伴有两胁胀痛，喜欢长

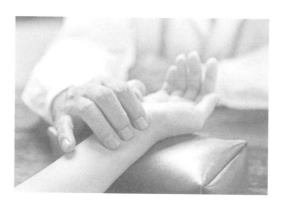

叹气，或生气时诱发胸痛，苔薄，脉细弦，多属于气滞血瘀的胸痛，可选用川楝子、当归、赤芍、炒枳壳、白芍、郁金、茜草、红花等理气活血。

若胸闷程度重而疼痛程度轻，气短，咳嗽咯痰，在阴雨天时容易发作或者阴雨天症状变得严重，形体肥胖，容易乏力，吃饭不香，大便不成形或稀溏便，舌有齿痕，苔腻，脉滑，多属于痰浊闭阻型胸痹，可选用陈皮、清半夏、炒白术、茯苓等药通阳泄浊、豁痰宣痹。

若伴有口苦、口干、大便干、小便黄、心烦急躁、易怒、苔黄腻、脉弦滑，属于痰热内蕴，可选用瓜蒌、黄连、清半夏、柴胡、黄芩、炒栀子、淡豆豉、牡丹皮等清热化痰，活血理气。

若胸痛憋闷，心悸，夜间睡觉盗汗，腰酸腿软，头晕耳鸣，口干便秘，舌红少津，脉细数，这属于心肾阴虚型胸痛，可选用党参、麦冬、五味子、熟地黄、女贞子等药滋阴养肾。

中成药使用须辨证，切记千万别吃错

现代科技的进步使中成药给广大冠心病患者的治疗提供了很多方便，同时可能也造成了很多治疗的误区。经常在门诊看到病人拿了一大堆中成药问大夫，我这些药能一块吃吗？其实，服用中成药也需要辨证，它们的适应证各不相同，千万不能随便拿来就使用，一定要弄清每种药物的功效、适应证，并在医生的指导下使用，避免造成乱用药、错用药。下面介绍一下冠心病各个证型的中成药选择。

对照以上常见的胸痛类型，气虚血瘀者，要选用具有益气活血、化瘀通络作用的中成药，如通心络胶囊、脑心通、血栓心脉宁、通塞脉片。

气阴两虚者，要选用具有益气滋阴、补血复脉作用的中成药，如柏子养心片、益心舒胶囊、参松养心胶囊、生脉饮。

瘀血痹阻者，要选用具有活血化瘀、通络止痛作用的中成药，如脉血康胶囊、心血宁片、血府逐瘀胶囊或者口服液、血塞通片、银杏叶片。

气滞血瘀者，要选用具有疏肝健脾、理气活血作用的中成药，如地奥心血康、复方丹参滴丸、速效救心丸、三七通舒胶囊、心可舒片。

痰浊闭阻者，要选用具有通阳泄浊、豁痰宣痹作用的中成药，如降脂灵颗粒、血脂康胶囊。若属于阴寒凝滞的，要选用具有温阳散寒、活血止痛作用的中成药，如麝香保心丸、参桂胶囊。

"心痛"要用"救心丸"，"救心"方法要记全

一提起速效救心丸，想必大家并不陌生，但凡有过胸痛胸闷症状或者家中有人患有胸痛胸闷疾患的人，大概都听说过："心痛，速服速效救心丸！"那么，速效救心丸又是如何救治"心痛"的呢？

首先我们来了解速效救心丸的药物组成：川芎和冰片。两药合用，具有芳香温通、活血通脉的功效，适用于寒凝血瘀、心脉不通所引起的"心痛"病。

中医认为："心居胸中""心主血脉"，为"君主之官"。气血流

畅、心主血脉的功能正常，筋脉得以濡养，则筋脉肌肉柔润自如。而一旦寒邪侵袭，一方面会导致血流涩滞、心脉不畅，不通则痛；另一方面则筋脉受寒邪所袭，可能会出现拘急挛缩，导致疼痛。

在上述情况下可以选用速效救心丸治疗，其中的冰片气味芳香辛窜，具有开心窍、温血脉的功效。由此可见，速效救心丸是凭借温通血脉起到"救心"，治疗"心痛"的作用。

在使用方法上，我们需要特别注意：易发"心痛"者，除了避免引发心痛的诱因外，还要坚持每天3次，每次5粒服用速效救心丸。在发生"心痛"时，要加量至10~15粒，并且切记立即到医院就医。

但在临床上也存在服用速效救心丸后出现不良反应的报道，所以使用速效救心丸时也要注意一下此药的主要不良反应，慎重用药。比如：1毒性反应：可引起口腔溃疡，亦有导致一过性失明的报道。2过敏反应：表现为皮肤瘙痒，可见麻疹、面部浮肿。

丹参滴丸治胸痛，孕妇须慎用

复方丹参滴丸由丹参、三七和冰片组成，功效活血化瘀、理气止痛。复方丹参滴丸每丸重27毫克，是使用了现代高科技技术提取丹参、三七有效成分后再加入适量冰片制成的新型纯中药滴丸剂，是中国传统理论和现代药学技术相结合的结晶，具有小剂量、服用方便、溶出速度快、起效迅速、直接经黏膜吸收入血、高生物利用度、高疗效、无胃肠刺激、无明显毒副

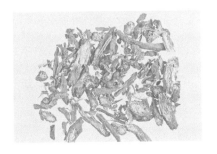

反应的优点。

此药适用于冠心病、心绞痛等心血管疾病的治疗；可用于治疗胸中憋闷、心绞痛的患者；使用时可口服或舌下含服，每次 10 丸，每日 3 次，4 周为一个疗程，但孕妇须慎用。

麝香保心治心痛，内热上火不宜用

麝香保心丸是在现代医学标准下研发的治疗冠心病的中成药，组成有麝香、人参提取物、牛黄、肉桂、苏合香、蟾酥、冰片，是黑褐色有光泽的微丸，截面为棕黄色；味苦、辛，性凉，偶有麻舌感，具有芳香温通、益气强心的功效，适用于心肌缺血所引起的心绞痛、胸闷及心肌梗死；口服，一次 1～2 丸，一日 3 次；心绞痛发作时服用，舌下含服 2～4 粒。

药理研究显示：麝香保心丸可以促进治疗性血管新生；保护血管内皮，阻遏动脉粥样硬化；抑制动脉壁炎症，稳定已经形成的粥样斑块。在临床上，此药不仅能用于冠心病的长期治疗与预防，还可用于心绞痛发作时的急救，是治疗冠心病心绞痛的佳选。麝香保心丸的临床作用时机，在于冠心病心绞痛发作之前，或发作先兆之时，即刻舌下含服。由于麝香保心丸属芳香温通之剂，常见内热容易上火者不宜选用。

生脉饮养气阴，气短、汗、渴服用好

生脉饮是李东垣《内外伤辨惑论》中的生脉散变更剂型衍变而来，在清代吴谦《医宗金鉴·删补名医方论》中称作生脉饮。1997年版的中国药典以"生脉饮"为名收载，方中人参改为党参。根

据古代文献考证，结合现代临床实践，1985 年版药典恢复用人参；1990 年版药典仍沿用人参方。方中各药剂量，在各书中记载也均不相同。1990 年版为：人参 100g，麦冬 200g，五味子 100g，与《古今图书集成·医部全录》所载一致。在近代药理学研究报道中，人参方及党参方生脉饮的药理作用有所异同，在耐高温、耐低温及协同戊巴比妥钠作用等方面，两种配方作用相同；在耐缺氧、抗惊厥及抑制小鼠自立活动等方面，人参方生脉饮的作用明显优于党参方生脉饮。

　　生脉饮是中医治疗气阴两伤、汗多欲脱之证时，用以益气复脉的重要方剂之一。方中以人参为君，大补元气，益肺生津；辅以麦冬养阴、清热、生津为臣；五味子敛肺止汗，益气生津。三药合用，一补，一清，一敛，共奏益气复脉、养阴生津、止渴止汗之功，于冠心病发生发展过程中出现气阴两伤证者可用。综上所述，生脉饮在冠心病治疗过程中的应用关键是"见气短、汗出、口渴、乏力的症状"。

便　秘

便秘是以大便次数减少或大便排出困难为主要表现的临床常见病症，是一种排便不满意的状态。偶尔便秘对健康影响不大，长期慢性便秘会严重影响人的生活质量，甚至会诱发或加重一些其他疾病。

到底怎样才算便秘

提到便秘，任何人都不会感到陌生，然而当我们进一步追问到底什么是便秘、如何判定是否患有便秘时，答案却是五花八门，使人莫衷一是。实际上给便秘下一个准确的定义是很难的。作为一个症状，便秘对不同的人有不同的含义。

概括起来有如下一些情况：排便次数少，频率低，如每周排便次数少于3次；粪便太干太硬；粪便过于粗大；粪便太小，每次排便量太少；排便费力；排便费时，每次排便时间在5分钟以上；排便不尽感，每次排便后仍觉有便意，但不能再排出粪便；大便不能自行排出，需借助泻药、灌肠或指挖方能排便；没有便意；排便时肛门直肠疼痛；腹痛腹胀。

除此之外，一些成人便秘者还可伴有一些全身症状如倦怠乏力、全身不适、头晕头痛、口臭或恶心等；儿童便秘患者有时表现为粪便不自主溢漏而出，污染内裤。另外，有些便秘患者还可能出现心理或情绪上的改变，如烦躁易急、性格孤僻、缺乏自信等。

总之，便秘是描述排便不满意症状的一个主观术语，这种不满意可以是身体上的，也可以是心理上或情绪上的。

那么如何判断自己是否得了便秘呢？如果近3个月，每周自发的大便次数＜3次（不服用泻药时），排便时感到费劲、大便呈圆球状或粗大干硬、有排便不净感、排便时感觉肛门有堵塞感觉、排便时需要用手法协助，这些信号都提示已经出现便秘，应加以重视。

便秘是病吗

便秘是一个症状，这一点是大家公认的，但是对于便秘是否可以作为一种疾病存在却有不同观点。

作为症状，便秘可以提示许多疾病，就像腹痛可以是多种疾病的症状一样。例如肠道肿瘤可以出现便秘，先天性巨结肠可引起顽固便秘等，在这些情况下，便秘只是这些器质性疾病的一个症状、一种表现，这时的便秘不能作为一个疾病。

然而，在大多数情况下，便秘找不到器质性原因，即所谓特发性便秘。这时的便秘能否作为一种疾病呢？所谓疾病，是指机体在内外环境中一定致病因素作用下，因稳态破坏而发生的内环境紊乱和生命活动障碍。在英语中疾病（disease）的意思是"不舒适"。而所有便秘病人都承认自己确实感到不舒服，存在排便活动方面的障碍，虽然找不到器质性原因，但这种情况的发生必然有其内在或外在的原因，是因为某种或某些因素引起的人体内在环境的紊乱。在这个意义上讲，特发性便秘应当作为一种疾病。

为什么会得便秘

便秘是一个多发病，据统计便秘的患病率高达30%，病情的严重程度不一，该病主要发生于女性、年龄大于65岁或社会经济状况较差者。目前认为导致便秘的原因往往不是单一的，而是数个因素相互协同或连锁反应最终形成恶性循环。

我们可以把排便活动想象成一条帆船在河道中漂行，帆船代表大便，而河道则代表肠道。帆船的动力来自于风，也就是中医所讲的气，即推动肠道蠕动的能量。帆船漂浮的物质基础是河道中的水，即人体的津液，正因为津液的存在，才保证了肠道的润滑性。同时，帆船自身也要保持一定的流线形，就是大便自身需要有足够的水分，这与饮食中摄入的纤维含量相关。

了解了排便的生理机制，就容易理解什么可以导致便秘了。比如说，嗜食酒肉辛辣等热性食物，或者感受温热性质的邪气，都会耗伤津液；情绪紧张，或久坐不动，或脉络受损，或者排便时三心二意，则气机不畅；年老体弱，大病初愈，贪凉饮冷，人体气血阴阳亏虚，这些都有可能导致便秘。同时，某些口服药物，如阿片类止痛药、抗抑郁药物、某些降压药、抗过敏药物等也会引起便秘的副反应。

 便秘是病更是祸，出现意外了不得

便秘一旦形成，如果得不到及时纠正，就会出现各种并发症，对人体造成一定的危害。这种危害是多方面的，尤其是长期慢性便秘时。尽管直接死于便秘者很少，但死亡原因与便秘有关者则相当常见，因便秘继发的其他病变也是十分普遍。

1. 诱发心脑血管意外

患有高血压、心脏病的老年人本来心血管就比其他人脆弱，便秘的患者需要用力排便，这极易诱发心脑血管疾病（脑溢血、心肌梗死）或加重现有的疾病，若抢救不及时极易造成死亡，昏倒或猝死在马桶上的悲剧在老年朋友身上时有发生。

2. 诱发大肠癌

便秘虽然不是大肠癌发病中的直接原因，但便秘患者由于粪便在肠道停留时间延长，使得肠道内胺类、酚类、氨类、偶氮苯等化学性致癌物质浓度增高，并与肠黏膜的接触机会增加，接触时间延长，导致癌变的可能性增加。另外，便秘时干硬的粪便经常滞留在肠腔内，必然会对肠黏膜产生不良的物理刺激。这些因素有可能在便秘患者大肠癌的发生中有一定作用。

3. 并发肛门直肠疾病

在许多肛门直肠疾病的发生中，便秘都是一个重要的因素。长期便秘，久蹲强努，最易出现痔疮、肛裂、肛周感染，严重者还会造成脱肛。

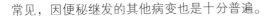 十个便秘九个疯，还有一个要腾空

常听人说"十个便秘九个疯，还有一个要腾空"，意思就是便秘患者容易出现焦虑、痛苦的心理状态，并且极易导致精神疾病甚至做出轻生事件。便秘虽然不像心脑血管疾病那般威胁生命，但是排便却是生活所离不开的，如同吃饭、睡觉一般重要。由于很多人在便秘早期不治疗或者治疗不规范，导致便秘日久，治疗起来则十分棘手。许多患者四处求医，但效果不佳，常导致患者烦躁、

抑郁。

经相关研究发现，便秘患者体内的 5- 羟色胺高于常人，这种物质会使肠道蠕动能力减弱，诱导或加剧便秘，同时导致焦虑、抑郁的产生。目前还没有发现与便秘相关的特定的心理或人格特征，但普遍认为便秘人群异常的心理状态和异常行为较正常人更常见。

 便秘如伴报警征，速到医院查病情

对于慢性便秘患者，了解和关注一些报警征象是十分必要的。便秘的报警征象包括便血、大便潜血试验阳性、贫血、消瘦、明显腹痛、腹部包块、有大肠息肉史和大肠肿瘤家族史。出现这些征象，应及时到医院就诊做进一步检查。切莫麻痹大意，以免耽误病情。

还有一种比较严重的情况也可能出现便秘的表现，那就是肠梗阻，得了这个病，不但不大便了，甚至连放屁都没有了，同时伴有腹痛、腹胀与恶心呕吐，应当及时就医，严重时可能需要手术治疗。

 便秘治疗的误区

1. 滥用泻药

便秘时正确使用泻药可以纠正肠道功能紊乱，但很多患者对泻药的使用不以为意，不知道滥用泻药容易形成难治性便秘。此类药物是我国慢性便秘者应用最多的药物，也是应用最不规范的药物。滥用泻药会导致肠道功能机制更加紊乱，看似解决了燃眉之急，但长远看来，弊大于利。常用的很多泻药是通过刺激肠黏膜及肠间神

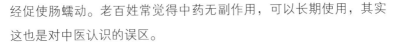

经促使肠蠕动。老百姓常觉得中药无副作用，可以长期使用，其实这也是对中医认识的误区。

"是药三分毒"，中医的优势是通过药物之间的相互制约最大程度减小副作用。许多患者不明此理，病急乱投医，迷信于泻药或者中医验方，常常导致不良后果。经研究表明，长期或大量服用蒽醌类泻药（有泻下作用的中药主要包括大黄类、芦荟、番泻叶等）可导致大肠黑变病（肠道黏膜似豹纹）。尽管目前尚无证据表明结肠黑变病与肠癌之间有直接的演变关系，但是文献报道大肠黑变病是肠癌的危险因素，结肠黑变病患者中结肠息肉的患病率明显高于正常人，而体积较大的息肉则具有癌变的风险。可见泻药并不是真的好。

2. 三天打渔两天晒网

由于对便秘的认识不够，很多便秘患者的药物治疗很不规范，三天打渔两天晒网的大有人在。便秘严重时，很多人"乖乖"听医生的话，按时按量吃药，多喝水，多吃蔬菜，多揉肚子等，一旦便秘症状改善了，要么把这事忘到九霄云外，要么觉得已经好了，对各种操作都打折扣完成。

曾有这样一位患者，医生问他为什么私自把药物停掉，他振振有词地说怕导致药物依赖，所以症状一有好转就马上停掉，事实上有这种想法的患者不在少数。要知道便秘是胃肠道功能失调所致，药物就是在改善便秘症状的同时促进功能的修复。治疗不遵循肠道的特点，不按疗程来，是导致便秘长期反复的重要原因。

3. "拿来主义"盛行

很多人下棋有棋友，旅行有驴友，看病当然也会有病友。他们之间会交流病情、医生好坏、所用药物等。当看到别人治疗效果好时，病友们会纷纷来取"真经"，私自购买同样的药物服用，或许个别有效，但是大部分都是"劳民伤财"。俗话说"世界上没有两片相同的叶子"，疾病也是如此。没有完全相同的人，也没有完全一样的疾病，所以攀比病情最不可取。便秘的分型、严重程度各不相同，故诊断治疗需个体化的方案，拿来主义最不可取。

管住嘴，迈开腿，便秘也得从此治

我们已经知道了便秘的发生与饮食、生活习惯的关系密切，那么它的治疗也得从当下流行的这句话说起，那就是"管住嘴，迈开腿"。

管住嘴，不是说少吃或者不吃。保证足够的进食量能够促进排便，但是我们要注意调整饮食结构。饮食中应适当增加蔬菜、水果及粗粮的比例，它们所富含的膳食纤维可在肠道内吸收水分，从而使大便质软易排，缓解排便不尽感。如果是老年患者，或者是严格的素食者，则大多体内津液不足，可食用黑芝麻、蜂蜜及植物油等食物润滑肠道。长期便秘亦会引起肠道菌群的变化，此时可食用一些乳酸杆菌、双歧杆菌制剂。

迈开腿，针对的是常年久坐的人群。坐姿不良的情况下，肠道往往处于受压迫状态，适当的活动有利于增强肠道的蠕动，增加气体排出，减轻腹胀及便秘的发生。而一些腹部手术术后的患者，也

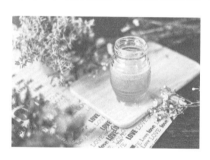

要鼓励他们尽早下地活动，这样可以避免肠道间相互粘连，同时促进血液运行，加快恢复。

最后，还要提醒大家注意养成良好排便习惯，按时排

便，不要憋便，排便时应注意力集中，不进行听音乐、看报纸杂志等分散注意力的活动。谨记：良好的习惯是成功的一半。

外治疗法简便廉

我们知道肠道就在肚皮的下面，所以很多外治方法都非常简便又有效。最简便速效的方法就是摩腹了，也就是揉肚子，只需双手相叠置于脐上，微微用力，顺时针旋转，使手下的皮肉也随之移动，仿佛带动肠道一起运动即可。如果是腹泻的患者，则以同样的方法进行逆时针的摩腹即可。

如果自己没有时间摩腹，那么也可以选择脐贴，也就是将药物打成粉末贴到肚脐上，药物的选择需要根据便秘的不同情况，如果是大便干硬伴有口臭尿黄的，可以应用芒硝、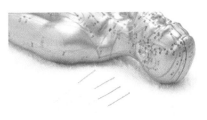
大黄等清泻药物，如果是大便排出困难伴有乏力气短的，可以应用附子、吴茱萸等温通药物。

针灸治疗便秘也很有优势，有时甚至扎上针就听到患者肚子咕咕叫起来了，等起了针，就要上厕所了。如果时间较紧，不方便坚持治疗的，可以选择穴位埋线，这是用器械将羊肠线或可吸收的缝线埋入相应穴位，起持续刺激的作用，治疗便秘安全、持久、方便。

合理选用药物治疗

当便秘相对严重，饮食生活调理和外治方法不能改善的时候，则需进一步的药物治疗。如果大便干结，小便频多，腹部胀满不适，可以选用麻仁丸。平时脾气比较大，点火就着的人，伴有口干口苦，小便黄，可以选用当归龙荟丸。无力排便，平时也乏力气短，腰酸腿软的，可以选用便通胶囊或便通片。如果是气阴两虚型便秘，属肠道内津液不足以润滑的情况，在大便干结的情况下还见到口干、眼干、皮肤干等缺乏濡养的表现，常常与熬夜、大汗出或衰老相关，此时可选择芪蓉润肠口服液。

另外，也可以适当选用一些泻药，如聚乙二醇、乳果糖等，这类泻药属于高渗性泻剂，以增加肠道内水分为主，服用相对安全。如果以大便干硬难以排出为主要表现，还可以选择开塞露进行纳肛给药，使大便软化润滑，促进排出，同时适用于不宜口服药物的人群。

需要注意的是，突发便秘的情况下，切忌手忙脚乱，更不能一粒不行吃两粒，两粒不行吃四粒，如果根据说明书的剂量服用后还没有见效，应当及时就医，否则过后出现腹泻不止，反而难以处理。

 便秘需要手术吗

医学界通常将便秘分为三种类型：一种是肠道运送能力不足，不能及时将粪便运送到直肠进而排出体外；第二种是肛门周围肌肉不协调运动或肛门狭窄，粪便排出受阻；第三种是兼具两者的特点。对便秘患者的手术治疗要具体问题具体分析。

痔疮、直肠黏膜脱垂等肛门周围疾病会导致粪便在肛门口排出受阻，常有明显便意，但是排出费力，且排不干净。大便在肠道内停留时间过长，会变得粗大干硬，经过肛门时容易撕裂皮肤，形成肛裂。肛裂的剧烈疼痛使患者对排便有畏惧心理，产生恶性循环。因肛门周围疾病导致的便秘类型应积极手术治疗。此类手术部位因为局限在肛门，创伤小，恢复快，效果明显。

对于因为肠道运送能力不足的便秘，虽然可通过手术切除部分或全部的大肠，但就像治疗肺的良性疾病时没有人会切肺，治疗肝脏的良性疾病没有人切肝一样，对便秘患者切除大肠并不是上策，还是应以药物治疗和改变生活习惯为主。手术可以提高部分便秘患者生活质量，但损伤大，有一定的复发率，并发症多，且现有的检查手段难以精确预测手术治疗效果。另外还要注意，外科手术解决不了患者的精神症状。

对于兼具上述两种类型特点的便秘，应先手术解决出口受阻的问题，然后采用药物口服、针灸治疗、生活习惯改善的联合方案。

 出现便秘莫惊慌，歌谣秘诀献良方

便秘是临床常见病，防治应讲究策略，我们根据临床经验和体会，总结成如下歌诀：

出现原因，必须分析。报警症状，切莫大意。及时就医，消除顾虑。非药疗法，优先考虑。合理饮食，生活调理。用药合理，减少刺激。滥用泻药，最不可取。中医疗法，独具优势。手术治疗，权衡利弊。

慢性胃炎

　　说到胃病，最"出名"的是慢性胃炎。连从来没做过胃镜的"度娘专家"或"朋友圈名医"，也敢凭胃胀、反酸加胃痛，给自己或朋友来个"慢性胃炎"诊断。其实，那些症状多属消化不良。

　　慢性胃炎是临床的常见病和多发病，有研究说接受胃镜检查患者的 90% 以上都存在慢性胃炎。其实，胃肠道的轻度炎症是人类和环境"对话"的一种方式，就像每对恋人都会在吵架中增进了解一样，因此不是所有的慢性胃炎都必须治疗。但是吵架也是有限度的，如果动手打人就不好了。当胃黏膜被"打伤了"，出现了充血、糜烂、萎缩、肠化和异常增生时，问题就比较严重了。很多人会出现胃脘部满、胀、塞、痛、冷、热、紧、空、嘈杂、嗳气、打嗝乃至多种莫名不适感，传统中医将慢性胃炎的相关症状归纳为"痞满""胃脘痛""嘈杂"等。但是慢性胃炎最重要的诊断标志，是胃的病理检查提示有慢性炎症表现。

　　那么问题来了，下边，捡一些大家常问的问题，给大家普及一下相关知识。

春花秋月何时了，胃炎知多少

　　胃炎可是"大家族"，一帮"兄弟"那可是太多了。根据分类方式不同，有急性胃炎和慢性胃炎；有萎缩性胃炎和非萎缩性胃

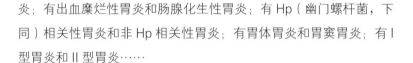

炎；有出血糜烂性胃炎和肠腺化生性胃炎；有 Hp（幽门螺杆菌，下同）相关性胃炎和非 Hp 相关性胃炎；有胃体胃炎和胃窦胃炎；有 I 型胃炎和 II 型胃炎……

 小楼昨夜又东风，分类太多乱蓬蓬

为了诊断、科研以及治疗的方便，慢性胃炎被按照不同的标准进行了多种分类：

（1）基于 Hp 感染与否，可将慢性胃炎分成 Hp 胃炎和非 Hp 胃炎两大类。这个病因分类非常有助于治疗。

（2）基于内镜和病理检查，可将慢性胃炎分为萎缩性和非萎缩性两大类。胃黏膜萎缩可分成单纯性萎缩和化生性萎缩，胃黏膜腺体有肠化生者属于化生性萎缩。这个分类有利于对于预后的判断。

（3）基于胃炎分布又可将慢性胃炎分为胃窦为主胃炎、胃体为主胃炎和全胃炎三大类。胃体为主胃炎尤其是伴有胃黏膜萎缩者，胃酸分泌多减少，胃癌的发生风险增加；胃窦为主者胃酸分泌多增加，十二指肠溃疡的发生风险增加。这一胃炎分类法对预测胃炎并发症有一定作用。

 不要问"我"从哪里来，反正也要告诉你

1. Hp 感染是慢性胃炎最主要的病因

70% ~ 90% 的慢性胃炎患者有 Hp 感染。Hp 感染可以导致胃酸分泌异常，可以破坏胃黏膜完整性，可以导致胃黏膜修复机制异常，可以诱导免疫细胞的异常攻击……Hp 现在可是 WHO 认定的 I 类致癌原，对于有胃癌高发风险的成人来说，对 Hp 感染需要高度警惕。除 Hp 感染外，同属螺杆菌的海尔曼螺杆菌可单独（<1%）或与 Hp 共同感染引起慢性胃炎。其他感染性胃炎（包括其他细菌、病毒、寄生虫、霉菌）更少见。嗜酸粒细胞性、淋巴细胞性、肉芽肿性胃炎相对少见。

2. 吸烟喝酒也伤胃

感情深，一口闷。不喝伤心，喝了伤胃。喝酒喝到胃出血，还得自己掏药费。早晨一根烟，飘飘赛神仙。吸烟很爽，胃肠很伤。吸烟与萎缩性胃炎有特别密切的关系。

3. 是药三分毒

阿司匹林、消炎痛等非甾体消炎药，多种抗生素、抗凝药、降脂药物、特定中药，都有不同程度的胃损害作用。

4. 自身免疫紊乱

自身免疫性胃炎是一种自身免疫功能异常所致的胃炎，主要表现为以胃体为主的萎缩性胃炎，伴有血和（或）胃液壁细胞抗体和（或）内因子抗体阳性，严重者因维生素 B_{12} 缺乏而有恶性贫血表现。

5. 情绪不佳也伤胃

很多情绪不佳的人，容易出现胃肠运动障碍，胆汁反流，胃排空障碍，都可以导致胃炎。高度紧张者甚至可以出现胃黏膜应激性炎症，极端者可导致出血。

慢性胃炎也是病，痛起来真要命

虽然慢性胃炎很有名，其实是个低调的"人"，它和功能性消化不良、胃癌、不典型胃溃疡"共享"了一组临床症状，叫作消化不良。胃胀、胃痛、打嗝、呕吐都不是它的专属症状，只有通过做胃镜、查病理才能确诊。更加诡异的是，胃镜下表现经常与临床表现相差甚远，这可能与病人对症状的耐受能力有关。别说胃不疼怕什么，就一个胃胀也能让人难受到抓狂。总而言之，胃炎也是病，痛起来真要命。

 ## 内镜病理一起上，慢性胃炎可确诊

想确诊慢性胃炎，最靠谱的方法就是内镜和病理诊断。

1. 内镜诊断

想确诊慢性胃炎，胃镜＋病理才是最靠谱的方法。现代胃镜技术突飞猛进，电子染色、光学放大、激光共聚焦等工具甚至可以不取活检就能确诊慢性胃炎。别再提什么胃镜痛苦，舒适胃镜早已经成为胃镜检查的主流。只要想检查，办法总比困难多。

2. 病理诊断

慢性胃炎的确诊，目前仍然有赖于病理诊断。病理诊断是金指标，但仅局限在采样点，容易出现漏诊；胃镜下观察结果虽不是金指标，却胜在全面观察。因此有经验的胃镜医师和技艺高超的病理团队是慢性胃炎确诊的最关键因素。

 ## 萎缩非萎缩，其实很关键

萎缩是慢性胃炎的严重阶段，中度以上萎缩更容易出现疾病恶化风险。所以，当医生在诊断报告单上写下非萎缩慢性胃炎的"非"字时，就是否定了内镜下可分辨的萎缩状态，千万别小看这一个"非"字，这是不幸中的万幸。

慢性胃炎的"替补"——功能性消化不良

功能性消化不良是指一组病因未明的、排除了器质性疾病的包括溃疡样、反流样、动力障碍样或混合型消化不良症候群，其病程持续 4 周以上。胃排空测定技术、核素闪烁扫描、超声波、X 线等、腔内压测定、胃电图等检查，如发现胃排空延缓或胃电节律紊乱等，有助于功能性消化不良的诊断。此病与慢性胃炎的症状有一定相似性，继续发展下去也可能导致慢性胃炎。

 ## 慢性胃炎的"密友"——消化性溃疡

胃黏膜伤得浅是胃炎，伤得深就成溃疡。很多胃部溃疡都有慢性胃炎基础，很多慢性胃炎控制不好就会出现溃疡。由于位置不同，消化性溃疡常常伴有典型的节律性疼痛，而慢性非萎缩性胃炎的上腹痛大多无节律性。不过，慢性胃炎的"模仿能力"超强，没有胃镜，很难真正区分其和消化性溃疡。

 ## 治疗慢性胃炎不容易

慢性胃炎的治疗目的是缓解症状和改善胃黏膜炎性反应；治疗应尽可能针对病因，遵循个体化原则。慢性胃炎消化不良症状的处理与功能性消化不良相同。无症状、阴性的慢性非萎缩性胃炎无须特殊治疗；但对慢性萎缩性胃炎，特别是严重的慢性萎缩性胃炎或伴有上皮内瘤变者应注意预防其恶变。

1. 对因治疗

抗 Hp 治疗：Hp 根除由抗生素结合质子泵抑制剂（PPI）作为主要治疗方式，能降低胃癌的发病率，对逆转萎缩性胃炎的发展有效。幽门螺杆菌根除后，胃上皮细胞的总体趋势走向消退。Hp 阳性的慢性胃炎有胃黏膜萎缩、糜烂或消化不良症状者，推荐根除 Hp。根除 Hp 可使胃黏膜组织学得到改善，对预防消化性溃疡和胃癌等有重要意义，对改善或消除消化不良症状也具有费用疗效比优势。

2. 对症治疗

根据患者症状可选用促动力药、消化酶制剂等。上腹饱胀、恶心或呕吐等为主要症状者可用促动力药，而伴胆汁反流者则可应用促动力药和

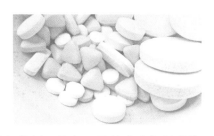

（或）有结合胆酸作用的胃黏膜保护剂。具有明显的进食相关的腹胀、纳差等消化不良症状者，可考虑应用消化酶制剂。有胃黏膜糜烂和（或）以反酸、上腹痛等症状为主者，可根据病情或症状严重程度选用抑酸剂、H_2 受体拮抗剂或质子泵抑制剂（PPI）。抗酸剂作用短暂，包括奥美拉唑、埃索美拉唑、兰索拉唑、雷贝拉唑和泮托拉唑等在内的 PPI 抑酸作用强而持久，可根据病情或症状严重程度选用。

"我"和胃癌有个"约会"

萎缩性胃炎与胃癌的关系近些年来有了长足的进步，目前已经明确，中度以上萎缩伴有中度以上肠化的患者，容易发生癌变，称为癌前状态。近年大样本的临床研究提示，口服选择性 COX-2 抑

制剂塞来昔布对胃黏膜重度炎症、肠化、萎缩及异型增生的逆转有一定益处；也可适量补充复合维生素和含硒食物等。对药物不能逆转的局灶中、重度不典型增生（高级别上皮内瘤变），在确定没有淋巴结转移时，可在胃镜下进行黏膜下剥离术，并应视病情定期随访。对药物不能逆转的灶性重度不典型增生伴有局部淋巴结肿大时，应考虑手术治疗。总之，"我"和胃癌有个"约会"，你珍重，我慢走。

调胃病，从舌尖开始

食物应多样化，避免偏食，注意多补充营养物质；不吃霉变食物；少吃熏制、腌制、富含硝酸盐和亚硝酸盐的食物，多吃新鲜食品；避免过于粗糙、浓烈、辛辣食物及大量长期饮酒、戒烟；保持良好心理状态及充分睡眠。

三分天注定，七分靠打拼

经常有患者问："大夫，我这慢性胃炎治得好吗？"其实胃炎既有先天遗传因素，又有环境因素，还有治疗和后天调养因素。慢性

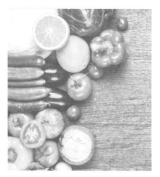

胃炎特别是慢性萎缩性胃炎的进展和演变受多种因素影响，伴有上皮内瘤变者发生胃癌的危险性有不同程度的增加。当然，反复或持续 Hp 感染、不良饮食习惯等均为加重胃黏膜萎缩和肠化生的潜在因素。水土中含过多硝酸盐，微量元素比例失调，吸烟，长

期饮酒，缺乏新鲜蔬菜、水果和所含的必要营养素，经常食用霉变、腌制、熏烤和油炸食物等快餐食物，过多摄入食盐，有胃癌家族史，均可增加慢性萎缩性胃炎的患病风险或加重慢性萎缩性胃炎甚至增加癌变的可能。新近研究发现 AMPH、PCDH10、RSP02、SORCS3 和 ZNF610 基因甲基化可预示胃黏膜病变的进展。

专业调胃两千年

有人问，中医能治胃炎么？告诉你，中医不但能治，而且还非常擅长治，比如下边介绍的中医辨证论治就非常精细。先不算《黄帝内经》，从《金匮要略》起，我们不夸张地说专业调胃两千年！

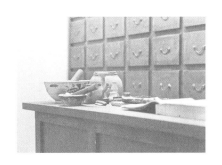

1. 肝胃气滞证

症见：胃脘胀满或胀痛，胁肋胀痛，症状因情绪因素诱发或加重，嗳气频作，胸闷不舒，舌苔薄白，脉弦。方用香苏散加减。

2. 肝胃郁热证

症见：胃脘饥嘈不适或灼痛，脉弦或弦数，心烦易怒，嘈杂反酸，口干口苦，大便干燥，舌质红，苔黄。方用化肝煎合蒿芩清胆汤加减。

3. 脾胃虚弱证

症见：胃脘胀满或隐痛，胃部喜按或喜暖，食少纳呆，大便稀溏，倦怠乏力，气短懒言，食后脘闷，舌质淡，脉细弱。方用黄芪建中汤加减。

4. 脾胃湿热证

症见：胃脘痞胀或疼痛，舌质红，苔黄厚或腻，口苦口臭，恶心或呕吐，胃脘灼热，大便黏滞或稀溏，脉滑数。方用连朴饮加减。

5. 胃阴不足证

症见：胃脘痞闷不适或灼痛，舌红少津，苔少，饥不欲食或嘈杂，口干，大便干燥，形瘦食少，脉细。方用益胃汤加减。

6. 胃络瘀血证

症见：胃脘痞满或痛有定处，舌质暗红或有瘀点、瘀斑，胃痛拒按，黑便，面色暗滞，脉弦涩。方用丹参饮合失笑散加减。

7. 寒热错杂证

症见：胃脘痞满，按之柔软，脘腹隐痛，心中烦热，恶心，肠鸣下痢，舌淡，苔薄黄或黄腻，脉沉或细滑。此证为寒热互结于心下，上热下寒。方用半夏泻心汤合香苏散加减。

 药食同源治胃炎

大家都知道："药食同源"，所以，胃炎食疗方也不能滥用，总以"辨证"适合为准。如下可参考：

1. 寒邪犯胃证

症见：畏寒喜暖，口不渴，喜热饮，胃脘部得温则舒而痛减，舌淡，苔薄白，脉沉弦紧。

食疗：饮食除按一般原则给予软烂熟、清淡及少食多餐外，忌生冷、肥甘厚味、辛辣刺激之品，注意节制饮食，切忌暴饮暴食与狼吞虎咽，要定时定量就餐，防止过饱过饥。

【生姜红枣粥】

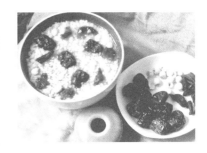

生姜 5 片，红枣 10 枚，粳米 100 克，同煮为粥，早晚服用。功效：温中散寒。

【吴茱萸粥】

吴茱萸 20 克，生姜 5 片，粳米 100 克，红糖适量，先将吴茱萸煮烂，然后加入生姜、粳米、红糖煮粥，早晚服用。功效：温中散寒，止痛。

【暖胃粥】

丁香 5 克，草豆蔻 5 克，肉桂 5 克，干姜 5 片，粳米 100 克，先将丁香、草豆蔻、肉桂、干姜共研为细末，与粳米同煮为粥，加白糖少许。功效：温中散寒，暖胃止痛。

2. 饮食停滞证

症见：胃脘部胀满、嗳气、口臭、食欲不振、舌淡红、苔薄黄、脉沉迟等。

食疗：根据病情给予软食或半流食或禁食 12～24 小时，忌食不易消化食物，如土豆、山芋等易阻气机的食物。少食多餐，宜低脂肪的食物，主食以面食为主。

【曲末粥】

神曲 15 克，粳米 100 克，白糖适量，先将神曲捣碎，煎取药汁，入粳米同煮为粥（也可加谷芽、山楂适量与神曲同煎）。功效：消食导滞，调和脾胃。

3. 肝气犯胃证

症见：胃脘胀满，嗳气则舒，每因情志刺激而加重，舌苔薄白，脉沉弦。

食疗：悲伤、生气、发怒时切不可进食，忌辛辣刺激及不易消化食品，如：土豆、地瓜等阻滞气机之食品。

【萝卜生姜粥】

萝卜250克，鲜姜1块，均切片加大米100克煮粥食用。功效：疏肝理气和胃。

【佛手香橼粥】

佛手1个，香橼1个，粳米100克同煮，粥成后加入精盐、味精、小茴香适量调味，早晚各1碗。功效：疏肝理气。

4. 肝胃郁热证

症见：胃脘胀闷不适，或胁肋胀痛，嗳气不畅，口干不欲饮，头重身困，便溏或粘滞不爽，舌红苔白厚或黄腻，脉弦濡滑。

食疗：痛剧伴频吐者应禁食12～24小时，疼痛缓解后给予全流或素流食，少食甜食，要戒烟禁酒，忌葱、蒜、姜、辣椒等辛温刺激之品，多食绿豆、豆腐、冬瓜等清热泻火之品。

【麦冬栀子粥】

桑叶10克，麦冬20克，栀子10克，加水煮汁，再用粳米100克煮粥，粥成后加入药汁煮沸，凉后服用。功效：清热生津止渴。

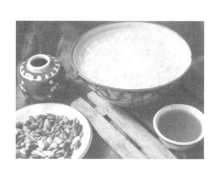

【生芦根粥】

新鲜芦根30克，竹茹20克，粳米100克，生姜2片，取鲜芦根洗净后，切成小段，与竹茹同煎取汁，入粳米煮粥。粥欲熟时，加生姜稍煮即可。功效：生津止渴。

5. 瘀血停滞证

症见：胃脘刺痛拒按，痛有定处，固定不移，或如针刺刀割，甚者有呕血黑便，舌质紫暗，脉弦涩。

食疗：如有大量吐血应禁食。有黑便时可将三七粉 6 克，白及粉 3 克，加入米汤或藕粉调成糊状送服，日 3～4 次，具有收敛止血之效。

中药太难喝，药茶来报道

胃炎患者服用药茶也需要辨证分析，比如以下几型，但代茶饮只适用于较轻浅的情况，症状若缓解不明显时仍需综合治疗。

若表现为心情不舒，上腹胀痛，嗳气泛酸，口苦，舌苔黄，脉弦，辨证为肝气犯胃，湿热中阻者，可选用玫瑰花 6 克，蒲公英 3 克，用沸水 200 毫升冲泡，待温后服用。玫瑰花《本草正义》称其"香气最浓，清而不浊，和而不猛"，芳香疏泄，有疏肝解郁，醒脾和胃，理气止痛的功效，主要成分为挥发油。蒲公英，古代名医陈士铎认为是"泻胃火之药，但其气甚平，既能泄火又不损土，可以常服久服而无碍"。现代研究发现蒲公英能够抗幽门螺杆菌感染。

若表现为上腹灼热样疼痛，胃口不佳，口干心烦，大便干结，舌质红，苔剥，脉细数，辨证为胃阴不足者，可以用石斛代茶饮。若表现为胃脘隐痛，饮食生冷后加重，疲劳乏力，胃口不佳，大便溏薄，舌质淡，边有齿印，脉细弱，辨证属脾胃虚寒者，可以选用四君代茶饮。

【石斛代茶饮】

将石斛 9 克，以沸水 100 毫升冲泡，待温后服用；或加水 200 毫升，大火煮沸后，慢火煮 5 分钟。石斛养阴清热，益胃生津，现代研究发现本品

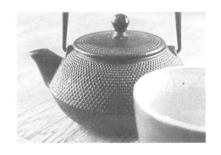

能促进胃液分泌，帮助消化。

【四君代茶饮】

党参9克，白术9克，茯苓9克，炙甘草3克，加水300毫升，浸30分钟，大火煮沸后，慢火煮5分钟。四君代茶饮源于宋代的名方四君子汤。现代动物实验研究发现，四君子汤可促进脾虚小鼠的复健，使脾虚小鼠食欲大增，体重增加，耳郭微循环明显增加。

啥药都不吃，照样能治病

啥药都不吃的治病法有吗？当然有啊，咱们常说"针药不分家"。中医中的"胃脘痛"可归于慢性胃炎范畴，根据"不通则痛"理论，胃脘痛与脾胃升降失调、气机阻滞相关，故认为治疗此病需要以调理气机为主。针灸治疗是经针刺与艾灸作用于经络腧穴，起到调节气机、恢复阴阳平衡之效，达到治病、防病目的。中脘穴与足三里均为主穴，可疏通胃气，升清降浊。脾胃虚者实施俞募配穴法，取章门、

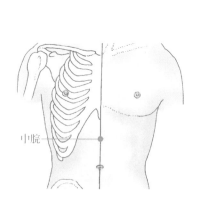

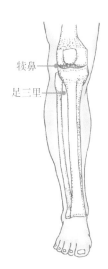

犊鼻
足三里

中脘

胃俞、脾俞及中脘达到补中益气、和胃健脾效果；肝脾不和者配内关以解郁，阳陵泉及期门以平肝胆冲逆，起到和胃降气之效；肝胃郁热者配阳陵泉、丰隆达到除湿健脾之效，泻太白达到导泻清热的目的。针刺穴位配合艾灸可相互协同，起增强疗效作用。

 针药都不用，推拿显奇功

1. 腹部推拿

患者仰卧，双下肢屈膝，腘窝下垫一薄枕，医者坐于患者右侧。①一指禅推胃三角：一指禅中峰或螺纹面推法：自剑突开始，沿前正中线至中脘穴，再水平向左至左侧肋弓，再沿左肋弓回到剑突处，沿轨迹推30～50遍，注意要紧推慢移；②顺时针或逆时针方向摩腹3分钟；③一指禅推中脘穴3分钟；④按揉中脘、膻中、气海、内关、足三里等穴，"得气"为宜；⑤自剑突处开始，沿两肋弓呈"八"字形分推30～50次；⑥掌振胃脘部：内劳宫对准中脘穴处10分钟，以患者觉胃脘部有明显热感为宜。

2. 背腰部推拿

患者俯卧，医者站于其身侧。①以𢵧法、运法等在背腰部往返施术，以膀胱经背部循行线为重点；②按揉膈俞、肝俞、脾俞、胃俞、三焦俞、大肠俞等，"得气"为宜；③在背部后正中线及其两侧自上而下施以巧力寸劲的掌根按法，常闻及"咔嗒"响声；④自下而上捏脊3～5遍，于脾俞、胃俞处向上提拉，加重刺激；⑤拿肩井5～10次，以患者能够耐受为度；⑥手

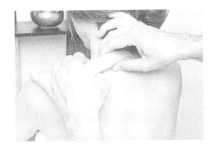

掌横擦左侧背部脾胃区与左侧背部 $T_7 \sim T_{12}$ 之间区域，以"透热"为度。

寒邪客胃证：直擦背部膀胱经及督脉，均以"透热"为度。

饮食伤胃证：顺时针方向摩腹 3 分钟，搓摩胁肋 5～10 遍，按揉天枢、上巨虚等穴。

肝气犯胃证：搓摩胁肋 5～10 遍，按揉章门、期门、太冲、肝俞等穴。

脾胃虚寒证：逆时针方向摩腹 3 分钟，按揉脾俞、胃俞、关元、气海、足三里等穴，拍击大椎、命门等穴。

以上治疗每日 1 次，5 次为 1 个疗程，疗程间休息 2 天，治疗 3 个疗程后观察疗效。

新病在胃，久病在心

有很多患者虽经中西医结合治疗，效果还是不理想，或症状时好时坏。这时就需要考虑精神因素了。有明显精神心理因素的慢性胃炎患者可用抗抑郁药或抗焦虑药。精神心理因素与消化不良症状发生相关，睡眠障碍或有明显精神因素者，常规治疗无效和疗效差者，可考虑进行精神心理治疗。

【注意事项】

本文旨在普及脾胃病科的一般医学常识，仅供患者阅读参考。由于不同患者间存在年龄、体质、病因等方面的个体差异，治疗方案肯定各有不同，请各位患者谨遵医嘱并积极配合治疗，祝您早日康复！

脂肪肝

当肝脏脂肪变累及 5% 以上肝细胞即称为脂肪肝。脂肪肝起病隐匿，发病缓慢，常无症状。少数患者可有乏力、右上腹轻度不适、肝区隐痛或上腹胀痛等非特异症状。严重脂肪性肝炎可出现黄疸、食欲减退、恶心、呕吐等症状。部分患者可有肝脏肿大。随着生活方式

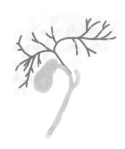

的改变、人口老龄化，以及肥胖和饮酒人数的日趋增多，我国脂肪肝患病率迅速增长，脂肪肝正成为我国越来越重要的慢性非传染性疾病。

别拿脂肪肝不当"病"

脂肪肝也算得上是当今的一种"时髦"病，全球每 100 个成年人中约有 20～30 例脂肪肝患者，在肥胖人群中，这一比例更是高达 60%～90%。近年城市人口的几项抽样调查得出，我国成人脂肪肝患病率为 12.5%～35.4%，其中非酒精性脂肪肝患病率约为 15%。与过量饮酒相比，脂肪肝与肥胖的关系更为密切，高达 80%～90% 的脂肪肝患者并不饮酒。目前，脂肪肝已成为我国居民健康体检中肝脏酶学指标异常的最常见原因之一，将近 75% 血

清转氨酶异常与脂肪肝有关。由于我国的肥胖和 2 型糖尿病患病率呈非常明显增长趋势，故在不久的将来，预计中国脂肪肝患病率还将进一步上升，脂肪肝已取代病毒性肝炎成为我国居民的第一大肝脏疾病。

脂肪肝喜欢"赖"上哪些人

1. 肥胖

肥胖人群是最容易被脂肪肝"找上门"的类型。一般情况下，腹部、大腿、后背等处才是脂肪理所当然的"常驻地"，可对于体重长期超标的人群来说，体内脂肪的"存货"实在是太多，也就只好哪儿有空地就在哪儿搁了。随着脂肪越来越多，原本只是脂肪"转运站"的肝脏就无奈地充当起了脂肪的"储藏室"，最终被脂肪"缠身"，成为"胖肝"。在超过标准体重 10% 以上的人群当中，72% 患有不同程度脂肪肝。看出来了吧，体胖与肝胖其实是一对"难兄难弟"呢。相应地，在体重得到控制后，脂肪肝的程度会相对减少甚至消失。

2. 嗜酒

没事喝两杯，也容易被脂肪肝"赖"上。话说这酒精，可不是一个懂得"知恩图报"的主。酒精被主人喝进人体后，总是能听到夸赞："这酒好喝"，但没见谁记着"肝辛苦"的。要知道，人家肝脏可是要为此加班加点，受苦受累呢。酒精不仅不感谢这位"沉默的幕后英雄"，还总是用其分解的产物"刺激"肝细胞，给肝细胞下点儿"小毒"。时间一长，主人的肝脏因"不胜酒力"而"长胖"，被贴上酒精性脂肪肝的标签，绝不算冤枉。持续的酒精损害，还会导致酒精性肝炎、肝硬化等重症，患肝癌的风险也会大大提高。

3. 营养不良

肝脏是脂肪合成与转运的"枢纽"，需要一种叫载脂蛋白的"卡车"把合成的脂肪向肝外运输，运送到身体其他需要脂肪的组织细胞去。如果长期蛋白质摄入不足，影响了脂肪的向外转运，就可造成脂肪堆积在肝脏，形成脂肪肝。这种类型的人，往往其身体的其他部位（例如胳膊和腿）因为缺少脂肪而变瘦。如很多女性为了保持身材长期节食，导致营养不良，体内缺乏蛋白质，肝脏脂肪的运送受到"牵连"而出现脂肪肝。所以瘦子们也要小心，你虽然身材苗条，但你的肝脏有可能是个"胖子"。此外，病毒性肝炎、糖尿病，以及怀孕期间都有可能因脂肪代谢异常而招致脂肪肝"上门"。

4. 长期服药

某些药物（例如肾上腺皮质激素类药物）可通过抑制蛋白质的合成引发脂肪肝，如果不得不长期服用这些药物，医生们都会建议定期复查肝功能，以便及时调整用药方案。所以，长期用药的人可别因为偷懒而忽视对肝细胞的监管，任由其"长胖"。

 脂肪肝常见危害有哪些

很多人认为，脂肪肝没啥症状，也没啥痛苦，且病情稳定、发展缓慢，不需要太把它当回事，也不用认真治疗。殊不知，你的肝脏可比你的身材更怕"胖"。肝脏平时虽任劳任怨，有点儿小问题都自己默默承受了，尽量不给主人添乱，但并非代表它有百分百的承受力，永远都不"闹情绪"。肝脏"长胖"，就是它在"闹情绪"。

1. **单纯性脂肪肝可发展成脂肪性肝炎、肝硬化、肝癌**

脂肪肝是肝脏脂代谢失调的产物，同时又是加重肝脏损伤的致病因素。长期肝细胞变性会导致肝细胞损伤、炎症加重和肝脏功能受损。

2. **诱发心血管疾病**

动脉硬化与心血管疾病的关系十分密切。调查发现，脂肪肝会导致发生心血管疾病的风险升高，同时心血管疾病又是脂肪肝的首要死亡原因。研究表明，脂肪肝患者 5 年后发生心血管疾病百分比高达 5.2％，而正常人群只有 1％。

3. **加重糖尿病**

脂肪肝可加重全身胰岛素抵抗，进而引起糖代谢紊乱。脂肪肝严重时，不能将过高的血糖转化为肝糖原储存，影响正常的糖代谢，造成血糖持续处于高水平，加重糖尿病。脂肪肝患者中血糖水平明显高于正常人，其合并糖尿病的约占 30％～40％。

4. **诱发慢性肾病**

脂肪肝患者不仅肾小球滤过率降低，而且尿中微量白蛋白含量也较正常人升高。进一步研究发现，脂肪肝患者中发生慢性肾病风险显著升高，是正常人群 2～3 倍，二者密切相关。

5. **降低机体免疫能力**

肝细胞脂肪变性后，肝脏解毒功能降低。一方面，肝细胞对毒性物质代谢能力降低，另一方面，脂肪肝导致肝脏内免疫细胞功能受损，对由门静脉来源的肠源性内毒素等降解功能障碍。

 平时筛查不能少

由于脂肪肝的流行率已高至 10％～30％，对于健康人群的脂肪肝筛查不容忽视。临床上，不仅可以通过检测血脂水平发现高血脂，还可以通过超声影像针对肝脏进行初步筛查，而非侵入性的肝脏弹性检测，能够定量评价肝脏的脂肪变和纤维化，可让更多脂肪肝患者能够被早期发现。

　　脂肪性肝病患者常需定期监测代谢和心血管并发症，评估肝纤维化程度。一旦疑似肝硬化，应筛查食管胃静脉曲张和肝细胞癌，并警惕因药物、毒物等导致的急性肝功能衰竭。

肝脏脂肪需评估

　　对于一般人群的体检，腹部超声每年一次就可，对于脂肪肝患者，通过饮食结构的调整、增加身体锻炼等方式可能改变患者肝脏脂肪含量，甚至可能改变肝纤维化情况，在这种情况下，患者的肝脏弹性检测可以根据运动量及体重变化加以调整，对于肝脏脂肪的评估，建议半年至一年进行一次肝脏弹性检测。

"对因治疗"最有效

　　由于脂肪肝是一种由多种疾病引起的获得性疾病，去除病因和积极控制原发病对防治脂肪肝至关重要。轻中度脂肪肝，即使已发展到脂肪性肝炎和肝纤维化阶段，若能及时去除病因、控制原发疾病，肝组织学改变仍可好转，甚至可完全恢复。脂肪肝能够"治好"，但脂肪肝需要长期治疗，"对因治疗"最有效。

　　戒酒对酒精性脂肪肝绝对有效，肝内脂肪沉积一般在戒酒数周或数月内完全消退。大多数药物性脂肪肝在及时停用可疑药物 2～3 个月内，可完全恢复正常。长期饥饿及蛋白质、热量摄入不足引起的脂肪肝，通过饮食补充蛋白质、氨基酸，以及足够热量后，肝脏病变可迅速逆转。

治疗肥胖性脂肪肝的关键在于有效控制体重和腰围，减肥可逆转脂肪肝。对于超重和肥胖相关的非酒精性脂肪性肝炎患者而言，科学减肥可提高保肝药物疗效。肥胖性脂肪肝患者若在半年内使基础体重下降10%，肝内脂肪沉积可完全消退，肿大的肝脏可回缩，肝功能亦可恢复正常。

对慢性病毒性肝炎患者，若不论病情轻重，一味加强营养和静养休息，容易诱发脂肪肝，应尽可能避免这些因素。

因此，去除病因、控制原发病是治疗脂肪肝的根本方法。

营养干预尤重要

营养干预既是治疗手段，也是预防脂肪肝进展的重要措施，目的就是尽可能将病人的体重、血脂、血糖等维持在正常范围，预防并纠正各种营养素的营养不良，促进肝内脂肪的分解、代谢和转运，使肝脏脂肪含量恢复正常，消除或减轻肝脏脂肪沉积。

【营养干预的原则】

做到合理控制能量摄取；合理分配三大营养要素比例，增加优质蛋白质摄入，控制脂肪摄入，适量糖类（限制单糖和双糖）摄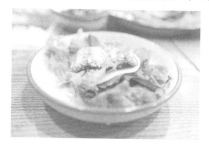入；适当补充维生素、矿物质及膳食纤维；合理饮水，戒酒，改变不良饮食习惯，实行有规律的一日三餐；避免过量摄食。

非酒精性脂肪肝患者应合理分配三餐，定时定量，以高蛋白质、低脂、低糖、低盐为原则，控制总热量；适量食用主食；限制辛辣、刺激性食物及调味品；少吃动物内脏及煎、炸、炒等富含高脂肪食物；少吃甜食等高糖、高热量食物。

酒精性肝病患者应彻底戒酒。酒精可引起并加重肝脏内脂肪沉积。酒精性脂肪肝患者戒酒后2～4周，就可明显改善肝功能。

四类食品需摄入

饮食治疗是绝大多数慢性脂肪肝患者最基本的治疗方法，也是预防和控制肝病进展及肝外并发症的重要措施。任何一种食物都无法含有所有营养素，只有通过多种食物搭配，才能达到营养均衡的要求。食物种类越多，营养素互补作用越强。平衡膳食的要点就是主食"粗细搭配"，副食"荤素搭配"，不挑食，不偏食。

脂肪肝患者每日应摄入四大类食品：谷薯类、菜果类、水海产品和畜禽肉类，以及油脂类。脂肪肝患者主食为富含氢糖（复合糖类）的食品，如米饭、面条、馒头、土豆等。这类食物中的淀粉不会使血糖急剧增加，且体积大、饱腹感强，应该作为身体的主要热量来源。同时，脂肪肝患者应增加膳食纤维的摄入，每日宜摄入25～30克。膳食纤维也是多糖的一种，在胃肠道内不被消化吸收，不产生热量，有助于降血糖、降血脂、保持大便通畅，并减少饥饿感。

脂肪虽然是美味佳肴的创造者，但其热量密度高，人们在不经意间就会摄入过多热量。值得一提的是，有些脂肪是看得见的（如动物油、肥肉等），而有些脂肪是看不见的（如鸡鸭鱼肉、奶类、蛋类、坚果等），后者尤其要引起重视。

高蛋白质饮食可能有助于减重，改善胰岛素抵抗患者的血糖稳态，并抵消高脂饮食对肝细胞脂质代谢的不良影响。不过，蛋白质摄入过多会损伤易感个体的肾功能，不宜用于糖尿病肾病患者；而豆类蛋白摄入过多则可加剧高尿酸血症和痛风。

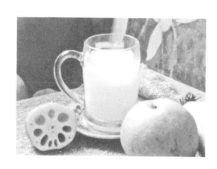

此外，脂肪肝患者还应增加维生素和矿物质的摄入量。富含 B 族维生素的食物有粗粮、干豆、蛋类、绿叶蔬菜；富含维生素 C 的食物有新鲜蔬菜、水果。富含钙质的食物有牛奶、豆制品、海产品。需要注意的是，脂肪肝患者应控制钠盐的摄入，每天限制在 6 克以下；合并高血压和肝硬化腹水时，每天钠盐的摄入量应低于 5 克。

中医食疗减脂肪

中医认为，脂肪肝是由于饮食失节，过食膏粱厚味或饮酒过量使胃伤脾损，消化功能下降，导致痰湿内生，肝气失畅而致。可针对不同类型调节饮食。

1. 肝郁湿热型

此类型多见于轻、中度脂肪肝。患者吃饭以辛辣为主，常食火

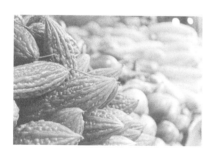

锅、麻辣烫等，平时活动又少；食物在胃内时间过长，日久造成胃内湿热产生。内热则肝火大，所以伴有急躁易怒、肝区时疼、大便秘结、小便黄、口舌生疮等。平时要少吃

高热量、高脂肪、高胆固醇的食物，如甜食、肥肉、动物内脏等，适当多吃蛋白质含量高的食物和蔬菜、水果，如鸡肉、兔肉、鱼、豆制品、冬瓜、萝卜、茄子、苦瓜、菠菜、芹菜、白菜、苹果、香蕉、西瓜等。

2. 肝瘀痰阻型

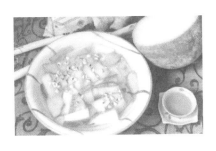

此类型多见于中、重度脂肪肝。患者外形多肥胖，平时喜食肉食，饮酒过度，至湿热内生，使肝气郁结，痰湿形成。表现为肝区疼痛、乏力、痰多、大便黏而不爽等。患者应少吃高热量、高脂肪、高胆固醇的食物，如肥肉、动物内脏等；多吃蔬菜、水果及豆制品，如冬瓜、萝卜、茄子、苦瓜、菠菜、白菜、苹果、西瓜等。

3. 肝脾气虚型

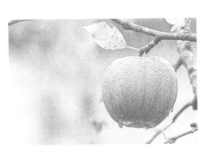

此类型多为轻、中度脂肪肝。患者多为体胖病久而致肝、脾气虚。表现为外形肥胖，动则气喘，气短懒言、乏力、大便溏稀等症状。要少吃高热量、高脂肪、高胆固醇的食物，如肥肉、动物内脏等，还要少吃寒凉之物，如冷饮；多吃豆制品、蔬菜、水果，如山药、莲子、萝卜、茄子、苦瓜、菠菜、白菜、苹果、香蕉等。

合理运动不可少

在合并肥胖、高血脂症、2型糖尿病等营养过剩性脂肪肝的治疗中，运动锻炼的重要性仅次于饮食控制。与其他疗法相比，运动疗法具有以下特点：首先，它是一种主动疗法，需要患者积极主动参与，认真坚持，以此来训练和提高自我控制能力；其次，它是一种全身疗法，可引起整体性生理效应，既对局部病痛有治疗作用，又对全身各脏器产生积极影响；第三，它是一种恢复功能的疗法，经常从事体育锻炼的人，精力、体力、内脏功能，以及抵抗力、适应力，均比不常锻炼者强；第四，它是一种防病手段，可以增强体质和机体的抗病能力。

脂肪肝患者的运动治疗以锻炼全身体力和耐力为目标，宜选择全身性、中等强度、较长时间的有氧运动，适当配以短时间、能承受的无氧运动。患者应根据自己的爱好、原有的运动基础、肥胖程度、体质、居住环境以及性别、年龄等，选择不同类型的有氧运动

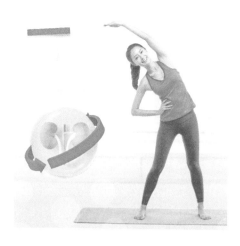

项目。应尽量选择不需要特别的技术和器械的运动项目，最好无论在什么地方、什么时间，都能实施的运动项目。运动强度不宜过大，动作协调、有节奏为宜。运动方式应持续使用大肌肉群，如慢跑、中速快步行走（既可在室外进行，也可在跑步机上

进行）、骑自行车（包括功率自行车）、打羽毛球、跳舞、跳绳、游泳、做操等。另外，某些放松运动，如打太极拳等，不仅可以作为整理阶段的运动项目，也可作为辅助运动方式进行锻炼。

对于非酒精性脂肪肝患者来说，控制饮食、加强运动是基础治疗。最好采取有氧运动方式，老年人可进行如游泳、跳舞、骑自行车、打太极拳、中速步行（4.1～5.6千米/小时）等运动，也可选择太极拳、八段锦、气功等。中青年可进行慢跑（6.5～8千米/小时）、登山、打球、跳绳、健美操等运动。运动强度应适中，一般控制在最大心率的60%～65%（最大心率=220－年龄）。以少量出汗为度，每次运动持续30～60分钟，每周进行3～5次运动。酒精性脂肪肝患者须根据自身情况适当锻炼。如果患病时间过长或有并发症者，应适当减少运动量。

一些以无氧运动为特征的运动项目以及局部锻炼，如举重、短跑、踢足球、打篮球、柔道等，虽然也增加热量的消耗，但会使糖酵解增加，肌糖原的消耗和乳酸生成增多，使血糖降低，容易导致食欲亢进，游离脂肪酸消耗受阻，可能不利于降脂减肥和促进肝内脂肪消退。当然，对于没有太多时间坚持有氧运动的中青年脂肪肝患者而言，每周进行1～2次无氧运动，亦有助于脂肪肝的防治。

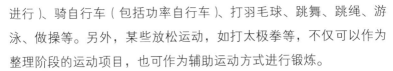

心态调整须谨记

行为疗法是脂肪肝综合治疗措施之一，脂肪肝的行为治疗，是通过改变脂肪肝患者及其高危人群的不良饮食及生活习惯，从而达到预防和治疗疾病的目的。

人的心理与行为受生物、心理、社会三方面因素的影响。不良行为的形成，常是多方面、多因素、长时间综合作用的结果。脂肪肝及其伴随疾病的发生，与多种不良生活习惯或嗜好有关。通过健康宣教和心理治疗纠正不良行为，可有效防治这类"不良生活方式病"。

心理调节如同盐，虽然对菜的营养没有太大影响，但对菜的口味却有"画龙点睛"的作用。心理状态不同，可以使不良行为的纠正变得更加容易或者更加困难。比如，心理状态好的脂肪肝患者会把控制饮食解释成"为自己的健康而努力"，将节食变得轻松而积极；心理状态不好的人会把控制饮食理解为"上刑罚"，以至于每一餐都变得痛苦不堪。同样，面对体育锻炼，好的心态可以帮助患者"坚持到底"，而不好的心态往往会使患者"半途而废"。因此，积极的心态和思维方式会使疾病控制变得更加简单，甚至充满成就感。

与此同时，一个人对疾病的态度，对生活质量的感受，会对疾病的预后产生很大影响。比如，如果对疾病抱着"无所谓"的态度（不把脂肪肝当回事），会让病情在不知不觉中逐渐加重；如果对疾病过度关注（太把脂肪肝当病），则会导致焦虑、抑郁，甚至病急乱投医，反而不利于疾病的恢复。脂肪肝患者应提高对脂肪肝及其相关疾病的正确认识，消除"忧虑病情，恐惧害怕，觉得患了脂肪肝就会发生肝硬化及肝癌，或者认为脂肪肝难以治愈"等顾虑，树立战胜疾病的信心，逐渐建立健康的生活方式和饮食习惯。

情志调节疏肝郁

中医认为，肝主疏泄，肝主怒，大怒伤肝。慢性肝病患者容易出现焦虑、抑郁等心理障碍，情绪也更易激动。调节情绪对防治脂肪肝的作用不可忽视。可以采取宣泄情绪法、转移情绪法、控制情绪法、精神松弛法、心理安抚法等来缓解不良情绪。脂肪肝患者可以通过听音乐、练习书画、养花弄草、饲养宠物、收集邮票等增加生活情趣。

 觉睡好，肝养好

保持充足睡眠。中医认为"人卧则血归于肝"，晚上 11 点前睡觉有助于养肝护肝。成年人每晚应睡足 7～8 小时。65 岁以上老人不少于 5 小时睡眠。酒精性肝病患者更应该注意休息，养成早睡早起的好习惯，中午保证 1～2 小时休息，每日睡眠时间不少于 8 小时。枕头高低要适当，以免影响肝之疏泄。应做到动静结合，勿令过劳；坐卧顺时，勿令身怠。

 选用药物有诀窍

如果非药物治疗后各项检查未达标，用药须及时。由于肥胖的脂肪毒性和酒精中毒的危害并不仅仅限于肝脏，故治疗脂肪肝需要有兼顾肝脏和全身疾病的整体观。

对"一胖生百病"的脂肪肝患者而言，在长期服用控制代谢紊乱的多种药物同时，加用保肝药物，可提高基础治疗的顺从性及安全性。

采用控制饮食、增加运动、修正不良行为等非药物治疗 3～6 个月后，血压、血脂、血糖等代谢指标未能达到理想范围的脂肪肝患者，需及时使用相关药物，减少糖尿病和心脑血管疾病及其并发症的发生风险。常用药物包括：血管紧张素转化酶受体拮抗剂（降低血压）、他汀类药物（降胆固醇）、贝特类药物和 n-3 脂肪酸（降低甘油三酯）、二甲双胍（改善胰岛素抵抗和降血糖），以及阿司匹林（抗血小板聚集）。

对脂肪性肝炎和肝硬化患者而言，改变生活方式的非药物治疗与药物治疗同等重要，针对代谢综合征的药物治疗与抗炎保肝药物治疗同等重要。抗炎保肝药物是脂肪性肝炎患者综合治疗的重要组成部分，是不可缺少的治疗选择，可起到抗炎、保肝、防治肝纤维化的功效。

抗炎保肝治疗的意义在于促进肝组织病理学的改善和延缓肝纤维化的进展，减少肝硬化和肝癌的发生。由于肝组织病理学的变化普遍滞后于血液生化学指标的改善，故在生化指标改善后，不能立即停用抗炎保肝药物。事实上，在肥胖、嗜酒等损肝因素持续存在的情况下，"治标"的保肝药物可能需要长期，甚至终身使用。

抗炎保肝药物品种繁多，各种抗炎保肝药物的药理作用存在差异且各有特点和优势，应结合各种病因导致的肝脏炎症特点和不同药物功能特性进行适当选择。合理选用抗炎保肝药物，不仅可以最大限度地发挥抗炎保肝作用，还能提高基础治疗的顺从性及治疗效果。通常，医生会根据脂肪肝的病因、分型、分期、合并症，以及药物效能和患者的经济承受能力，合理选用保肝药物。

保肝药物不宜多

一般地说，合并高脂血症、高血压、糖尿病者，宜用多烯磷脂酰胆碱、水飞蓟素、维生素E、双环醇；血清转氨酶明显升高，甚至影响他汀等药物治疗者，可选用双环醇和甘草酸制剂；肝活检组织学检查提示有明显炎症、坏死，以及疑似中、重度酒精性肝炎患者，宜用甘草酸制剂保肝抗炎；合并胆囊炎、胆石症、胆囊胆固醇结晶，以及肝内胆汁淤积者，可试用熊去氧胆酸、胆宁片（老年便秘者尤为适宜），S-腺苷蛋氨酸还可用于肝内胆汁淤积以及合并抑郁症状的酒精性肝炎的治疗；不能完全戒酒者，宜选择多烯磷脂酰胆碱、S-腺苷蛋氨酸、复合维生素 B；合并进展性肝纤维化甚至肝硬化者，可试用复方牛胎肝提取物、强肝胶囊、扶正化瘀胶囊等。

通常选用 1～2 种抗炎保肝药物，最多一般不超过 3 种，以免增加肝脏负担。根据不同病因及病情，用药疗程一般需要 1～2 年。用药期间，应定期随访监测，并及时调整治疗方案。停止应用抗炎保肝药物后，仍应注意监测病情。

 特别提醒：

脂肪肝患者转氨酶升高，不要急着"降酶"。要使脂肪肝患者血清转氨酶恢复正常且不反跳，最重要的措施还是去除病因，如戒酒、减肥等。对大多数非酒精性脂肪性肝病患者而言，只要能将体重减轻 10% 以上，血清转氨酶多能恢复正常。

中医药可有效防治脂肪肝

中医学根据脂肪肝的临床症状、病因病机等方面将其归属于

中医学"胁痛""痞满""肝胀""肝痞""肝癖""肝着""积聚""痰证""痰浊""湿阻""瘀证""肥气""积证"等病范畴。饮食不节、劳逸失度、情志失调、久

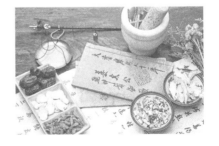

病体虚、禀赋不足是本病的主要病因、诱因。本病病位在肝，涉及脾、肾等脏腑，以肝体失调、脾肾亏虚为主要特点，痰、湿、浊、瘀、热为主要病理因素。近年来的多项临床研究显示，采用中医治疗本病，具有显著的减少脂肪沉积，调节脂质代谢紊乱，改善肝功能等作用，在脂肪肝患者的治疗中充分展示了中医学的疗效优势。脂肪肝常见证候包括：湿浊内停证、湿热蕴结证、痰瘀互结证、脾肾两虚证，与之对应的治法则为祛湿化浊、疏肝健脾，清热化湿，活血化瘀、祛痰散结，补益脾肾，常用方药有胃苓汤、疏肝健脾汤、三仁汤、膈下逐瘀汤合二陈汤、四君子汤合金匮肾气丸等加减治疗。

 ## 常用中成药

【当飞利肝宁胶囊】

清利湿热，益肝退黄，用于单纯性脂肪肝湿热内蕴证。

【化滞柔肝颗粒】

清热利湿，化浊解毒，祛瘀柔肝，用于单纯性脂肪肝湿热中阻证。

【壳脂胶囊】

消化湿浊，活血散结，补益肝肾，用于脂肪肝湿浊内蕴、气滞血瘀或兼有肝肾不足郁热证。

【血脂康胶囊（片）】

化浊降脂，活血化瘀，健脾消食，用于痰阻血瘀所致的高脂血症。

【逍遥丸（颗粒）】

疏肝健脾，养血调经，用于肝郁脾虚证。

【护肝片】

疏肝理气，健脾消食，降低转氨酶，用于慢性肝炎及早期肝硬化。

【绞股蓝总苷片】

养心健脾，益气和血，除痰化瘀，降血脂，用于心脾气虚、痰阻血瘀证。

【茵栀黄颗粒（口服液）】

清热解毒，利湿退黄。用于湿热内蕴证急性、慢性肝炎所致ALT升高。

【水飞蓟宾胶囊】

清热利湿，疏肝利胆，用于急慢性肝炎、脂肪肝患者肝功能异常的恢复。

【复方益肝灵】

益肝滋肾，解毒祛湿，用于肝肾阴虚、湿毒未清证慢性肝炎氨基转移酶升高者。

常用针灸、耳穴穴位

针灸治疗脂肪肝，主要通过中医辨证、选择合适穴位来疏通脏腑经络，促进肝细胞的转化和排泄。常用穴位有太冲、丰隆、关元、太溪、三阴交、复溜、足三里及足少阳胆经穴位如风池、日月、阳陵泉、悬钟、足临泣等腧穴。近年研究发现针灸可以加强患者下丘脑－垂体－肾上腺皮质和交感－肾上

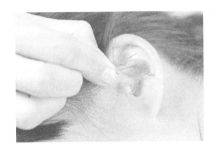

腺髓质系统的功能，促进脂肪代谢，减少肝脏合成胆固醇，加强肠道对胆固醇的吸收与排泄，降低胰岛素分泌，减少内源性三酰甘油的合成。

耳穴与脏腑的关系密切，耳穴疗法能够调节脏腑功能，使经脉畅通，津液转输，促进湿浊排出体外。常用耳穴有肝、胆、脾、肾、饥点等穴。

 ## 推拿按摩手法有哪些

经常按摩腹部可以促进肠胃蠕动和腹肌收缩，起到一定的活血化瘀、通经活络的作用。

1. 非酒精性脂肪肝按摩法

（1）选取中脘、关元、水分、天枢穴，采用点按、按揉方法轻柔、缓慢按摩，每天1次，每次20～30分钟，30天为一疗程。

（2）患者俯卧，施术者以大拇指沿着患者背部脊柱两侧的膀胱经走穴。先自肝俞穴起，推至肾俞穴止，再从肾俞穴返回到肝俞穴，如此往返推膀胱经上的俞穴，每次来回推3～5遍。

（3）患者仰卧于床上，施术者用手掌按摩其右侧肋弓下，持续数分钟。

（4）腹部按摩（空腹时做）：患者仰卧于床上，施术者用手掌做波浪式推按，从上腹移到小腹，再移回到上腹部，来回3～4次。再用手指点按中脘、天枢、关元等穴，每穴按2～3分钟，再施波浪式推压法。每次20分钟，每日一次。患者也可自行按摩，右手掌叠于左手背上，按摩腹部，顺时针50下，逆时针50下，从上腹部向下腹部推腹50下，每日二次。

2. 酒精性脂肪肝按摩法

双手按摩腹部，逆时针 36 次，或指按膻中穴、内关穴各 3 分钟，亦可根据不同的证候表现选择相应的穴位进行按摩。

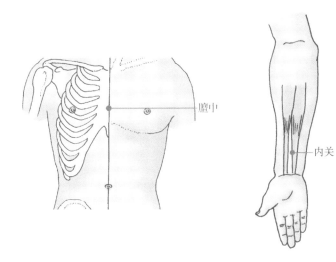

膻中

内关

 药物外用治疗脂肪肝

穴位贴敷方法简单方便，是将药物研磨成粉贴敷于患者的穴位上面，通过人体体表的穴位将药物吸收，在药物和经络的共同作用下调节脏腑的机能以达到治疗的目的。用于贴敷的药物一般为经过医者对患者辨证论治后使用的临床经验方，具有疏肝理气、健脾祛湿、补益肝肾等功效。穴位的选择可以是单个穴位，也可以是多个穴位。可用适量柴

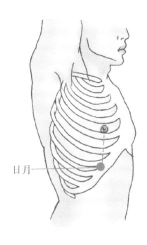

日月

胡、大黄、生半夏、三七，等分，打成粉，用水和醋搅匀，并用纱布贴于脂肪肝患者的日月、期门、肝俞、脾俞、足三里5个腧穴上面，可与其他治疗协同起效。

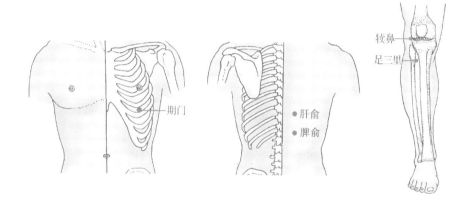

肝病小贴士：肝病患者如何减少药物性损害？

肝脏是药物转化和代谢的重要器官之一，药物进入人体后，几乎都要在肝脏内以氧化、还原、分解、结合等方式进行代谢。患肝病时肝脏已有不同程度的功能损害。不少药对肝脏有程度不同的损害作用，常造成肝代谢负荷加重，导致内环境紊乱，加重肝脏损害。对下列用药肝脏病患者应慎用或忌用：

1. 解热镇痛抗炎药：如阿司匹林、非那西丁、扑热息痛、消炎痛、保泰松、抗炎松、水杨酸钠等。

2. 镇静催眠药：如巴比妥类的苯巴比妥、戊巴比妥钠；非巴比妥类的水合氯醛、副醛等。

3. 抗生素类药：如红霉素、新生霉素、金霉素、灰黄霉素、氯霉素、先锋霉素、磺胺嘧啶、磺胺甲氧嗪等。

4.抗结核药：如异烟肼、利福平、氨基水杨酸钠、乙硫异烟胺、环丝氨酸等。

5.抗寄生虫药：如氯喹、卡巴肿、吡喹酮等。

6.利尿药：如双氢克尿噻、环戊噻嗪、利尿酸、氯噻酮等。

肝病患者用药越多，肝脏的负担越大。有的药物还可以损害肝脏，使原有的病情进一步恶化。所以，肝病患者应按医嘱选择用药，对上述药物尤其要慎重或忌用。

【注意事项】

1.脂肪肝首先应明确病因，治疗关键就是去除其病因，同时进行综合治疗。

2.养成良好的生活习惯，适当锻炼，合理饮食，不能盲目进补及服用各类保健品。

3.脂肪肝还没有特效药，脂肪肝的治疗是一个长期的过程，需在医生指导下正规治疗。

慢性肾病

中医说肾在人体中起的作用，可以用一句最经典的话来概括，即"肾为先天之本"，此说首见于《医宗必读》。我们说肾是生命的"火种"，指的是肾藏精，主生殖，是孕育生命、繁衍后代的源泉；我们说肾是生命的"发动机"，指肾内藏元气，又称肾元，能激发

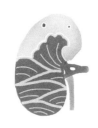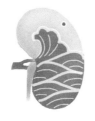

和推动五脏六腑等一切器官组织的生理活动，是生命动力的源泉，如果肾元亏虚，人体脏腑功能就会减退，抵抗能力下降，各种疾病随之而来；我们说肾是人体的"健康银行"，指肾中精气充盈与否，直接影

响体质强弱、寿命长短和生长壮老已的过程，与体力、智力、寿命都有密切关系。我们不但会"花钱"，还要会存钱，做到收支平衡。如果透支过度，不知保养肾脏，不懂储备精气，结果就是拿生命去赌明天。

 ## 中西医肾差别大

中医对于脏器功能的认识与西医有很大的不同，一般的患者是很难区分开的。西医认为肾的作用是产生尿液，排除体内代谢产

物，调节人体水盐代谢及酸碱平衡，另外还有内分泌的功能，能够分泌肾素、前列腺素、促红细胞生成素等。肾脏如果出了问题，肾脏的这些功能会受到影响，会危害到人体的健康，比如尿毒症。同时在体检时，尿液成分会有变化，抽血检查肾功能也会出现异常。

中医认为，肾不仅是一个器官，还是一个系统，是一个功能的集合体。就像一个大家族，从头到脚与身体的多个器官和系统有密切的联系。肾开窍于耳，其华在发，主藏精生髓，通于脑。肾虚就会出现耳鸣耳聋、脱发白发、头晕健忘。肾主纳气，肾不纳气就会出现咳喘，气短气促。腰为肾之府，不同类型的肾虚都有个共同症状——腰酸腰痛。肾主生殖，不孕不育、性功能障碍也是肾的问题。肾司二便，主水，水肿、尿频、尿急、便秘都与肾有关。肾主骨，生髓，骨质疏松、造血功能障碍也与肾有关。

肾——与头的关系——肾开窍于耳，其华在发，主藏精，生髓，通于脑。

肾虚会出现耳鸣耳聋、脱发白发、头晕健忘。

肾——与呼吸系统有关——肾主纳气。

肾不纳气就会出现咳喘，气短气促。

肾——与腰关系——腰为肾之府。

不同类型的肾虚都有个共同症状：腰酸腰痛。

肾——与生殖系统的关系——肾主生殖。

不孕不育、性功能障碍也是肾的问题。

肾——与泌尿系统的关系——肾司二便，主水。

水肿、尿频、尿急、便秘都与肾有关。

肾——与全身骨骼的关系——肾主骨，生髓。

骨质疏松、造血功能障碍也与肾有关。

所以说中医的"肾"，按西医理论讲，它涵盖人体的泌尿、生殖、骨骼、神经、血液、五官、毛发等诸多系统的功能，是一个非常复杂的人体生理体系，并不是特指解剖学的某个脏器。严格地讲，中医肾叫"肾系家族"。

什么样的人肾容易出问题

慢性肾脏病发病率越来越高，已经成为中国重要的公共卫生问题，但原因是什么？主要是糖尿病、高血压、高尿酸血症患病率的攀升导致了慢性肾脏病的激增，反过来说糖尿病、高血压和高尿酸血症是肾脏病高危人群，这些人群容易得肾脏病。

糖尿病是慢性肾脏疾病的最主要危险因素，34.2% 的糖尿病患者出现蛋白尿，占三分之一还多。根据北京市血液透析登记的资料，在透析病人的病因比例中，糖尿病肾病从 1999 年的 9%，上升到 2008 年的 19%。糖尿病肾病进展至透析阶段的速度大约是其他肾脏疾病的 14 倍。

高血压是慢性肾脏疾病的重要危险因素，仅次于糖尿病，高血压患者蛋白尿的罹患率为 14.5%，有 10% 的高血压患者死于肾功能衰竭。一般来说，高血压病人持续 5～10 年，即可引起肾小动脉硬化症。

高尿酸血症也是慢性肾脏疾病的重要危险因素，不仅仅会引起痛风，也会引起以肾结石、梗阻、间质性肾炎、急性或慢性肾衰竭为表现的肾脏疾病。

因此，糖尿病、高血压和高尿酸血症病人都容易患肾脏病，应早期检查，积极防范。

药物也可以引起肾损害

除了糖尿病、高血压、高尿酸血症外，还有一种重要原因就是药物引起的，我们称之为药源性肾损害。其中药物因素占急性肾衰的34.2％。

肾脏是药物排泄的重要器官，特别容易受到药物毒性的损害。药物对肾脏的损害从机制上讲主要有三个方面：

1. 药物肾毒性

平时医生让肾脏病人禁用的肾毒性药物就是这类药物。服用这类药物造成的肾损害程度与药物剂量、疗程成正比。常见的肾毒性药物有哪些呢？

氨基糖苷类抗生素：链霉素、卡那霉素、庆大霉素、西梭霉素、妥布霉素、丁胺卡那霉素、新霉素、两性霉素、万古霉素。

解热镇痛药：各种感冒药，如百服宁、必理通、泰诺、散利痛、康泰克、美林；止痛药，如芬必得、消炎痛、阿司匹林、保泰松、安乃近、炎痛喜康、扶他林、英太青等。

化疗药物：如阿霉素、顺铂、甲氨蝶呤、长春新碱、博来霉素、他克莫司、西罗莫司等。

2. 免疫炎症反应

免疫炎症反应指某些药物及其降解产物与肾小管或肾间质相互作用，通过抗原抗体复合物机制导致的肾小管、肾间质病变。这种情况与药物剂量无关，也就是通常所说的过敏反应，如头孢菌素、青霉素引起的急性间质性肾炎。

3. 肾前性或梗阻性因素

常见的有利尿剂、脱水剂、造影剂、降压药等引起肾脏血流灌注量不足或者是引起肾小管梗阻导致急性肾衰。

是药三分毒，中药里面也有肾毒性药物。中药导致的肾损害最常见的是服用了含有马兜铃酸的药物，导致马兜铃酸肾病，多在中年以后发病，女性多见，患者表现为肾衰，较早出现贫血，如果做肾脏B超，常可发现肾脏缩小或两个肾不一样大。常见的药物有关木通、青木香、广防己、马兜铃、天仙藤等，常见的中成药有龙胆泻肝丸、排石颗粒。

人老肾虚很正常

《黄帝内经》上说：丈夫八岁，肾气实，发长齿更。二八，肾气盛，天癸至，精气溢泻，阴阳和，故能有子。三八，肾气平均，筋骨劲强，故真牙生而长极。四八，筋骨隆盛，肌肉满壮。五八，肾气衰，发堕齿槁。六八，阳气衰竭于上，面焦，发鬓颁白。七八，肝气衰，筋不能动，天癸竭，精少，肾藏衰，形体皆极。八八，则齿发去。这段话阐述了肾气与年龄和衰老的关系。随着年纪增长，肾气会越来越弱。人体的肾气与年龄大致呈现以下的规律：

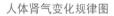

人体肾气变化规律图

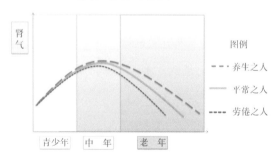

人的一生如同四季，春天像少年，夏天像青年，秋天像中年，冬天就是老年。随着年岁的增长，衰老是必然的，是一种生理性的、不可逆的过程。肾虚是衰老的基础，而"肾虚"的一些症状，如头发和牙齿脱落，其实只是衰老的表现。当然，善于养生之人往往会比一般人长寿健康。

因此，对于老年人肾虚，有生理性肾虚和病理性肾虚之别，老年人的肾虚多半是由于年龄增长所致的生理性肾虚，那不是病，而是自然规律，谁也逃脱不了。就像到了冬季，北方树木光秃秃的，在寒风中摇摇晃晃，让人很容易联想到老人，头发没了，牙也没了。

十男九虚，真的吗

这个说法是错误的，"十男九虚"这种说法本身就是一个误区。

原始社会普遍流行的一种风习就是生殖崇拜，就是对生物界繁殖能力的一种赞美和向往。原始先民的生活条件极为艰苦，繁育人口的能力很低，为了生命的延续，对强大生殖力的向往已经到了崇拜的地步。据郭沫若先生考证，祖先的"祖"就是男根的象形字，"妣"是女阴的象形字，指死去的母亲。中国人"肾文化"就是对生殖崇拜文化的进一步发展，认为肾就是"命根子"，代表着生殖能力。孔子有一句话：不孝有三，无后为大。所以，肾与男人联系在一块，肾虚逐渐成为了男人的专用词，"补肾药""壮阳药"便成了男人的"专利"。

在我们国家，老百姓对肾虚的关注度很高，但真正了解肾虚的人并不多。而近年来，名目繁多的性保健品充斥市场，更是误导了消费者，形成了十男九虚、全民补肾的误区。已故养生专家张国玺教授就表示："中医肾虚的概念已被不少企业当成幌子，他们为了推销自己的产品，打着肾虚的招牌，把中医的名声也给搞坏了！"

在一般人心中，肾虚几乎成了一个框，有点什么症状就往里面装。事实上，中国男人没有那么虚，早已腰杆挺起来了，男人味还是很足的。相反，吃的热量多了，实证多，内火大，经典肾虚证很少了，大多数是"假性肾虚"，是因为社会竞争剧烈，生活压力大，引起的情绪心理障碍，如疲劳、焦虑、失眠、耳鸣、健忘等，这些跟真正的肾虚关系不大，用不上补肾，放松减压、调整心情就好了。

更年期与肾虚

中医认为女子"七七，任脉虚，太冲脉衰少，天癸竭"。中医讲的天癸是促进人体生长发育的一种重要物质，作用等同于性激素。到了 49 岁，性激素不足了，月经就逐渐没有了。

大家肯定看过不少关于更年期的影视作品，如《更年期的幸福生活》《当青春期撞上更年期》等，可见"更年期"对女性是一个多么特殊的阶段，尤其是在现代社会，女性是半边天啊！她们在单位是中流砥柱甚至高层，在家里是上有老下有小，忙完老公忙孩子，承担着很多责任和压力，这个阶段随着体内激素水平的波动，心理也起伏不平，容易情绪异常，身体也容易出现问题，比如容易疲劳、月经紊乱、皮肤老化明显、色斑，体态也臃肿了。在这个时期她们往往需要重新认识和调节自己，这个过程是否能平稳渡过，不仅影响她们个人的工作和生活，也关系一个家庭，一个单位，乃至整个社会。

现代医学如何认识更年期？雌激素对女性而言非常重要，它决定了女性的"女人味"，女性在青春期，雌激素水平开始慢慢升高，出现乳房发育、月经等。然后雌激素慢慢升高，到一个较高的水平，这个时候是女人最成熟的时候，一般这个时候会怀孕生子。但是从50岁左右开始，女性体内雌激素分泌开始逐渐减少，并发生"折棍式"骤降，最终导致绝经。这就是我们通常说的更年期。随着雌激素的下降，会有一系列的症状产生。皮肤变松弛、头发干枯易断、骨量流失、体重增加、情绪易波动等。以上就是雌激素和更年期的关系。

中医认为更年期是肾阴肾阳由盛到衰的一个时期，更年期症状不同于一般的肾虚，表现为阴阳两虚，寒热错杂，多是"上热下寒""寒热错杂"。肾阴不足，心肾不交，虚火上扰，就容易出现烘热汗出，焦虑，失眠。肾阳不足，不能温煦，表现为腰以下凉，怕风怕冷。所以治疗上也要综合考虑，阴阳同补。

安稳渡过更年期

更年期中医调理有两个要点：一是"养阴与温阳并举"，但养阴大于温阳，因为女子以阴为本，阴精亏损是主体。二是"清热与养神并举"，更年期除了盗汗、自汗外，常伴有焦虑、失眠等情绪精神变化。

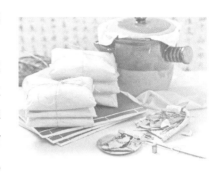

下面给大家推荐一个经验方，很多患者用了以后心情平静了，睡眠好转了，汗出也减少了。

【更年期调理方】

组方：女贞子 30 克，旱莲草 30 克，仙灵脾 10 克，知母 10 克，黄柏 10 克，夜交藤 30 克，炒枣仁 30 克。

功效：滋肾阴、补肾阳、清虚热、安神助眠。

本方寒热并用，阴阳同补，对调理更年期诸症颇有良效。

【桑叶止汗方】

组方：桑叶 10 克研末，米汤调服。

功效：疏风散热，止汗。

明末清初的名医傅青主，很擅长用桑叶止汗，并称赞桑叶为"收汗之妙品"，尤擅治头面出汗（俗称蒸笼头）。另外，现代研究表明桑叶具有稳定植物神经系统功能的作用，可缓解更年期情绪激动，调节性情变化。

黑眼圈、老年斑与肾虚

中医认为黑眼圈（眼睑呈灰暗色）常因久病体虚、睡眠不足、烟酒刺激、房事过度等生活规律不正常而引起，多是由肾亏所致。黑乃肾之本色，眼睛靠五脏精气的滋养，如房事过度，肾精亏少则两目缺少精气的滋润，而肾之黑色浮于上，所以两目无神，眼圈发黑。

老年斑也和肾有密切关系。随着人体由中年向老年转变，肾中精气由盛到衰，气血循环减慢，不能充分营养肌肤，就容易导致老年斑形成。具体包括色斑、黄褐斑，民间俗称"黄脸婆"，都和肾精不足有关系。想要脸不黄，也要养好肾。

【补肾美容茶】

组方：枸杞 15 克，藏红花 0.1 克，泡水代茶饮。

功效：补肾益精，疏肝活血，消斑美容。

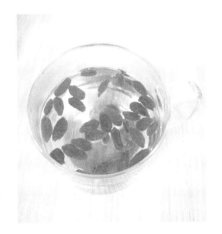

枸杞是补肾美容的上品，藏红花是一个很好的养血活血的药，可以疏肝活血，消斑养颜，但是很贵，一次 0.1 克就可以了。35 岁之后的女性可以经常服用，但是月经期不要服用，以免造成月经过多。

慢性肾病早发现

常规体检只会发现显性蛋白尿、血尿，早期肾损伤发现不了。有高血压、糖尿病的朋友建议去查一下尿微量白蛋白和眼底。微量白蛋白尿是指在尿中出现微量白蛋白，是肾损伤的早期敏感指标。眼底是唯一可以用肉眼看到微血管病变的，而微血管病变与肾脏病变是平行的。高血压、糖尿病患者至少每年应查一次尿微量蛋白和眼底。

得了肾病怎么办

一旦招惹上了肾病，那么我们关注的一项关键任务就是防病情进展，防肾衰。不管你是什么类型的肾病，最重要的就是要防肾衰，一旦肾衰就只能透析了，那就是家庭的沉重负担，而病人自己也很痛苦。

国医大师、北京中医药大学东直门医院吕仁和教授，根据多年的临床经验，曾经提出糖尿病微血管并发症的"微型癥瘕形成"的病机学说，认为糖尿病肾病等并发症实质上是消渴病久治不愈，伤阴耗气，痰郁热瘀互相胶结于络脉，形成微型癥瘕（即微小包块）。吕老应用"微型癥瘕"理论指导糖尿病肾病的临床治疗，取得了很好的疗效。

北京中医药大学东直门医院王耀献教授以糖尿病肾病"微型癥瘕"理论为基础，根据络脉的生理、病理情况，结合古人的癥瘕理论，认为"血不利则为水"，瘀血阻滞脉络，致使脉内之津液不能输布，脉外之津液不能还流，或脏腑气化行水之功能失调，最终提出了"肾络微型癥瘕"理论，系统阐述了肾脏疾病的中医病机。

法因证立，方随法出。根据"肾络微型癥瘕"理论确定延缓慢性肾脏病进展的方法为：调节肾络聚散消长，达到聚散动态平衡。聚者散之，散者聚之。对于肾络癥瘕的治法而言，消癥散结属于散法，补气扶正属于聚法。怎么调节聚散失衡？关键在于"和解聚散"，通过聚中求散，散中求聚，从而使聚散达到动态平衡。

下面介绍两个治疗肾病的经验方。

【肾炎防衰液】

君药：海藻、牡蛎、鳖甲——消癥散结。

臣药：黄芪、当归——补血活血，补气扶正。

佐使：熟大黄，熟地黄——加强攻补之力。

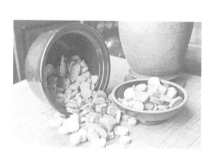

这是一个基于和解聚散理论组成的经验方，在临床上应用广泛，一般需要医生面诊辨证论治后开具。

另外，东直门医院王耀献教授根据临床经验拟定了一个

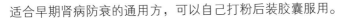

适合早期肾病防衰的通用方，可以自己打粉后装胶囊服用。

【保肾胶囊】

冬虫夏草、西洋参、三七，按1∶2∶3比例打粉装胶囊，每粒约0.33克，每次服三粒，每日三次。其中冬虫夏草补肾，西洋参补气，三七化瘀，三味药合用具有抗肾纤维化、延缓肾衰进展的作用。

肾病不一定肾虚

得了肾病，一般人都会认为需要补，甚至不少医家也认为"肾无实证"，治疗时必补。这也是一个不正确的看法。有一个患者，35岁，男性，农民，3年前，因为眼睑浮肿化验尿蛋白4个+，伴有高血压，在当地医院诊为慢性肾炎，没有引起重视，家里人认为他身体虚，每天用乌鸡、鲫鱼、甲鱼等大补，还吃了不少海狗肾、鹿鞭、鹿茸等补肾壮阳药，结果不但病情不减，反而加重了，等找到东直门医院看病的时候，已经进入尿毒症终末期了，很遗憾，以后只有靠透析过日子啦。

事实上，西医肾病主要是指肾脏的结构或者功能上出现病理改变，如肾炎、肾衰等，属于西医的肾病。目前，慢性肾脏疾病的发生率越来越高，成人约10%左右，引起终末期肾衰的数量在以每年8%速度增长，导致很多人"谈肾色变"，害怕得尿毒症。那么，得了肾炎肾病，如何避免或延缓肾衰进展呢？关键是三早，早发现，早预防，早治疗。在这里，需要强调两句话：中医肾虚不能等同于西医肾病，西医肾病未必一定肾虚。如果盲目补肾反而会有加重病情的危险。

假性肾虚责之肝

我们打假"肾虚"，需要清楚真肾虚的表现。肾虚有阴阳之别，肾阴虚主要表现为手足心发热、面色潮红、夜晚盗汗、耳鸣；肾阳虚主要表现为手脚冰凉、面色㿠白、自汗怕冷。肾阴虚和肾阳虚的鉴别见表1-2：

表1-2　肾阴虚和肾阳虚鉴别方法

	肾阴虚	肾阳虚
望面色	颧红，面显绛色	面色㿠白无华
辨寒热	怕热，手心烦热，口舌干燥，喜凉饮	怕冷，易出凉汗，手脚发凉，不喜凉饮
看形体	形体多瘦小	形体多肥胖

我们再来看看假性肾虚的表现，常见的表现有腰酸疲乏，头晕耳鸣，心慌失眠，吃饭不香，记忆力减退，注意力不集中，工作效率变低，性功能减退，尿频尿急。常常伴有焦虑不安，暴躁易怒，或者情绪低落。这些症状貌似肾虚，实际不是肾虚。追问病史，这些表现多在各种压力后出现，比如工作压力、生活压力、心理压力，心情抑郁，或者焦虑，或者愤懑，或者恐惧，这些症状称之为压力紧张综合征，相当于中医的郁证。主要是肝失疏泄，脾失健运，心失所养，脏腑阴阳气血失调所致，当责之于肝，而非肾。

 真假肾虚巧辨析

肝郁引发的类肾虚证最常见的症状有三：腰酸、疲乏、尿频，但病机有天壤之别。

　　肾为腰之府，肾虚会有腰酸、腰疼的表现，但这个酸痛感一般只局限在脊柱两侧，巴掌大小范围。疲倦也是肾虚的一种表现，疲劳感从哪里来呢？这与骨头密不可分，我经常会听到患者讲"骨头都要散架子啦"，的确，肾主骨，骨骼不健，会出现疲倦的感觉。一说尿频，大家往往和肾虚联系起来，因为肾主膀胱气化，尿频就是肾虚气化无力所致。这就是肾虚三大表现主要的病机。

　　至于肝郁引起的类肾虚腰酸、疲乏、尿频，病机则有所不同。肝经循行腰胁部，肝郁常常出现腰部及两胁部痛，疼痛性质以胀痛或窜痛常见。

　　《素问·宣明五气》说："肝主筋。"中医的"筋"，包括内容比较多，如肌肉、韧带、肌腱等，因此有肝是人体运动技能的根本之说。疲劳感除了与骨头有关外，与肌肉和筋腱有密不可分。

　　《素问·经脉别论》说："食气入胃，散精于肝，淫气于筋。"意思是说，我们吃的食物入胃之后，经过消化，将精微部分输送到肝以养肝血，然后肝血再输布到筋，养筋柔筋。如果因为工作压力、生活中烦心事，导致情绪压力超过了肝的调节能力，肝失疏泄，不能输布精气，或者肝血亏虚，不能养筋，都会出现疲劳。

　　现代研究证明，情绪和心理因素也是产生疲劳的原因之一。患者主要会感到与关节不适相关的表现，比如关节酸楚无力、关节僵硬、抽筋等。另外，肝主疏泄，调畅气机，同时也调节水液代谢，膀胱气化也离不开肝的调节。因此，肝疏泄失职的时候可以导致尿频问题。

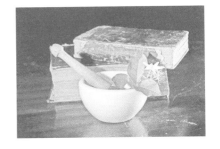

　　鉴别真假肾虚有技巧，我

们抓住以下四个方面，就可以轻松分辨真假肾虚证，见表 1-3。

表 1-3 真假肾虚鉴别

	假性肾虚	真性肾虚
临床症状	除具有肾脏家族特征的症状外，往往表现为多脏腑表现	多局限于具有肾脏家族特征的症状
与情绪的关系	心情好时减轻，心情坏时加重	与情绪关系不明显
与运动的关系	运动后减轻，无所事事时加重	劳累后加重
伴随精神绪症状情	抑郁焦虑，暴躁易怒，或者情绪低落，注意力不集中	无明显精神情绪表现

疏肝解郁花心茶

上面教会了大家如何准确判断肝郁引起的假性肾虚证，下面给大家推荐一个经验代茶饮方，名字叫花心茶。这个茶的组方是：玫瑰花 2 克，白菊花 2 克，莲子心 0.5 克。

玫瑰花理气解郁，白菊花清热养肝，莲子心是莲子中央的青绿色胚芽，很多人吃莲子把中间这绿心给扔掉，因为觉得这味太苦，

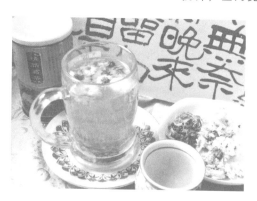

其实这莲子心也是一味好药，莲子心正因为这苦味，所以擅清心火，是清心安神的良药。三味药搭配，红、白、绿，品相好——养眼；味道好，芳香醉人；寓意好，玫瑰花象征爱情，白菊花象征高贵，莲子心更是"出淤泥而不染"，象征脱俗。喝花心茶，让人心平气和，放松舒缓，具有移情易性之妙，令人仿佛进入到"采菊东篱下，悠然见南山"的世外桃源，从而忘掉烦恼。

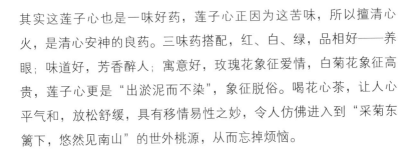

病态肾虚需调养

人体正常状态，可以用八个字概括：阴平阳秘，精神乃治。肾阴是人体阴液的根本，对各脏腑组织起着濡润、滋养的作用。肾阳是人体阳气的根本，对各脏腑组织起着温煦、生化的作用。肾阴和肾阳在体内是相互制约、相互依存的，以维持人体生理上的动态平衡。这一平衡状态遭到破坏，就会出现肾阴虚、肾阳虚、阴阳俱虚。

生理性肾虚是指老年人的一种生理状态，与年轻人比，肾阴、肾阳都处于亏虚状态，但是这种状态是一种低水平的阴阳平衡，维持着老年健康状态的生命活动。而病理性肾虚，是指在某种因素作用下，老年人低水平阴阳平衡遭到破坏，就出现了疾病状态。

打个比方，肾是人体的健康银行，肾中精气包括肾阴、肾阳就是钱，年轻人的健康银行存得多，花得多，是高水平消费，甚至有的年轻人挥霍无度，透支过度，就出现了英年早逝的悲剧。而老年人的健康银行，存得少，花得少，保持低水平平衡，也能健康长寿。

当然，小本生意抗风险能力差，遇到小风浪，就会要命。老年人病理性肾虚证不小心调补随时会有危险。

那老年人的病理性肾虚有哪些特点呢？

（1）常有肾藏精、主骨、生髓、通于脑的功能障碍的表现，如头晕健忘、耳鸣耳聋、腰膝酸软、步履蹒跚。

（2）常见肾主生殖、司二便功能障碍的表现，如尿频、尿失禁、夜尿频数、阳痿早泄。

（3）往往阴虚、阳虚症状并见，如畏寒怕冷，口干咽干。

（4）常伴有其他脏腑功能衰减表现，如咳嗽、气喘、纳差、腹胀，心慌、失眠等。

（5）伴有气血津液不足表现，如面部皱纹、皮肤干燥瘙痒、口干咽干、便干便秘等。

阴阳双补慢调养

老年人肾虚证特点是阴也虚，阳也虚，气也虚，血也虚，气血阴阳都虚，太复杂了。老年人肾虚怎么补呢？提醒老年朋友，不要随意服用补肾壮阳保健品，如用鹿茸、人参、枸杞等泡酒，除非是得到医生认可。如果乱吃补肾壮阳药，不但对补肾没有好处，还会加重肾精损耗，阳亢风动，出现猝死等危象。以咸丰皇帝为例，一生纵情声色，醉生梦死，其早死与服用壮阳之品、酒色过度有关。据说咸丰皇帝天天喝鹿血，夜夜宠幸嫔妃，结果30岁刚出头就暴毙了。

补肾是个慢功夫，慢调慢养，体现出一个"和"字，和风细雨，阴阳调和，用两句诗形容比较贴切：随风潜入夜，润物细无声。针对老年人肾虚特点，治疗策略就是阴阳双补，兼顾气血。不要吃了六味地黄丸，又吃金匮肾气丸，没有章法吃药，更容易造成阴阳失衡，机能错乱，加重病情。

清清淡淡治肾炎

在临床上，许多肾炎病人不仅不能补，反而要体现一个"清"字，饮食清淡，少盐少油，中药要"清"，清除外邪，而不是简简单单的补肾。

《诸病源候论》说："风邪入于少阴，则尿血"。很多肾炎病人往往有咽炎，是肾脏病加重因素之一，容易被大家忽视。什么是少阴？就是指足少阴肾经。咽喉是外邪入侵人体的"城门"，而这个"城门"又在肾的经络上，肾经"循喉咙，挟舌本"。如果疾病过了"城门"，一条"大路"直通肾脏。那么肾脏就会遭到外邪进攻，出现血尿、蛋白尿等肾炎表现。因此，从

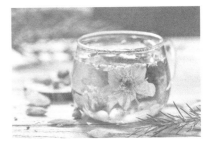

"咽"治肾，防治咽炎，是截断病邪犯肾的有效方法之一。

这一上一下，看似"风马牛不相及"的事，临床却非常有效。治疗慢性肾炎有一个经验代茶饮方，组方为：金银花5克，金莲花5克，石斛5克，每日用开水泡茶，频频服用，也可以先煮沸5分钟，以后再续开水饮用。大部分病人都可以饮用。这个方子具有清热养阴利咽的功效，有点儿偏寒，脾胃虚寒的病人不合适，剂量可减少一些，或者可以配合姜汤一起服用。

食补药补运动补

肾虚证调补的方法很多，可以药补，可以食补，还可以运

动补。

1. 药补方

【五子衍宗丸合龟鹿二仙胶】

药物组成：枸杞子15克，菟丝子15克，覆盆子10克，车前子10克（包），五味子10克，鹿角胶10克（烊），龟板胶10克（烊），党参10克。

用法：水煎服，每日一剂，也可以冬季制成膏方服用。

功能：阴阳双补，兼益气血。

主治：腰膝酸软，畏寒肢冷，筋骨无力，夜尿频数，阳痿早泄，头晕健忘，眼昏耳鸣，不孕不育等症。

宜忌：适合老年人阴阳两虚偏于阳虚者。对于明显阴虚内热体质的人，如口臭便秘，口疮，面赤怕热，不宜使用。

五子衍宗丸是出自明代医学家李梴《医学入门》的一个经典方。由五种植物种子组成，菟丝子温肾，覆盆子固肾，枸杞子填精，五味子、车前子一开一阖，补而不燥，补中有泻，阴阳双补，固肾填精。实际上，中医说的补阴、补阳就像两口子，谁也离不开谁。明代医学家张景岳说："故善补阳者，必于阴中求阳，则阳得阴助，而生化无穷；善补阴者，必于阳中求阴，则阴得阳升，而源泉不竭"。就是说补阳不是要全用补阳的药物，补阴不要全用补阴的药物，一定是阴中求阳，阳中求阴。

龟鹿二仙胶出自明代王三才《医便》，药仅四味，鹿角胶、龟板胶、人参、枸杞子，方中鹿角胶和龟板胶一阴一阳，俱为血肉有情之品，能补阴阳，生精血，人参、枸杞子，一气一血，能够补元气养精血。四药合用，阴阳气血并补，先后天兼顾。

这两个方子合在一起，阴阳双补，气血兼顾，非常符合老年人肾虚特点，除了可以治疗肾虚症状外，还有抗衰防老、延年益寿等保健作用。制作成膏方更为适宜，慢调慢养，和风细雨，补肾慢功夫，日久才建功。

2.食补方

【补肾食疗方】

枸杞子 10 克，山药 30 克，黑芝麻（熟）10 克，白果 5 克，芡实 30 克，核桃 10 克，板栗（生）10 克，黑米 30 克，水 1200 毫升。

制作方法：将上述原料加水 1000～1500 毫升熬粥，根据个人情况选择稠还是稀即可。山药、白果、板栗原料都是干货，药店里买的，不是鲜品。黑米、芡实要提前一晚上泡好。

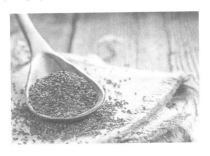

以上八种常用食材，也是药材，药食两用，突出有两方面作用：一是补肾填精，如枸杞子、山药、黑芝麻、核桃、板栗、黑米，二是健脾养胃，如山药、芡实、黑米，其中白果还有敛肺气、缩小便作用。本方可以用于抗衰老，防治老年痴呆，治疗健忘、腰腿不利、小便频数或失禁、大便稀溏等病症。

3.运动补肾法

前面讲的都是药物、食物可以强肾补肾，其实有更简单的方法就是"运动筋骨也养肾"。东直门医院国医大师吕仁和教授独创的十八段锦就有很好的保健养生和治疗疾病作用。

十八段锦是吕仁和教授根据自己多年从医经验，吸收了八段锦、太极拳等健身运动方法编制而成，他自己练习十八段锦已经四十多年，虽然八十多岁高龄，还在从事正常的医疗、教学和科研任务，每周看的病人在百人以上。十八段锦与八段锦比，不仅仅是养生保健，更重要的是具有治疗疾病的作用，有助于一些慢性病康复，糖尿病、肾脏病患者都比较适合练习。下面节选两个动作。

拳打丹田益肾气（第七段）：下丹田位居小腹，是人体元气潜藏之地。有前后丹田之分。经过运动和捶打前后丹田，可以振奋元气，通活下焦经络。

双手攀足固肾腰（第十四段）：调息运气，一吸一呼，躯体运动，上下结合，能够固护腰肾，激发元气，补肾强肾，防病治病。

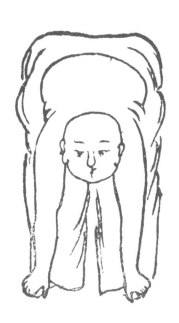

高血压

　　高血压病作为常见的慢性病，指在没有使用药物的情况下，非同日（一般间隔两周）三次诊室血压，收缩压（高压）大于等于140mmHg 和 / 或舒张压（低压）大于等于90mmHg，可诊为高血压。而家庭自测血压应小于135/85mmHg。

　　西医认为高血压病多是遗传和环境共同作用引起交感神经兴奋、RASS 系统激活、肾脏球管失衡水钠潴留、胰岛素抵抗及血管内皮受损收缩等所致，多予降压药物（一线降压药如 CCB 类、利尿剂、β 受体阻滞剂、ACEI 及 ARB 类）及戒烟限酒、控制体重、低盐低脂、保持良好心态及适当运动等非药物方式综合治疗。

　　根据高血压病临床表现的不同，在中医学中多归属于"眩晕""头痛""痰湿""肝火"等范畴。考究经典古籍，认为本病多因情志过极、饮食不节、内伤虚损所造成，病位在脑窍，与肝、脾、肾关系密切。病机无外乎风、火、痰、瘀、虚。临床多辨证分为肝火上扰、痰湿中阻、瘀血阻络、精亏风动、阴虚阳亢及脾肾阳虚 6 种类型以论治，常用代表方如天麻钩藤饮、半夏白术天麻汤及龙胆泻肝汤等。高血压病不容忽视，应进行及时正规的治疗，否则会引起心、脑、肾的并发症，甚至引起严重的后果。

高血压是如何"恋"上你的

高爷爷80岁，退休工人，高血压也有了小半辈子，听了高血压的科普小讲座，叹口气说到："哎，没办法，年轻时候家里穷，孩子又多，人多饭少更别说菜了，家里大人只能往菜里多加盐，这样才够大伙吃。慢慢后来生活条件好了，清淡的菜反而没了滋味。吃着吃着不知道什么时候血压就高了起来，时间长了眼就花了、腿肿了，尿里泡沫也多了，走点路就开始胸闷喘起来了，就连脑血管病都犯了两回。现在月月到高血压门诊报道，门诊大夫说得最多的一句就是老高啊，每天的盐摄入量，不能超过6克（一啤酒瓶盖那么多），这句话耳朵都听出老茧啦。"

高爸爸55岁，发现血压升高6个月。高爸爸人到中年，上有老下有小，小公司老板整天忙于应酬，陪客户每天吃着肥甘厚味，喝得酩酊大醉，做方案时烟更是抽得凶哒哒的。1年前公司资金周转出现问题，高爸爸夜夜失眠，陪投资方时更是小心翼翼，生怕一个不留神对方撤资，自己十几年经营的公司就这么毁于一旦。最后还好生意谈下来了，但是高爸爸还是病了，头晕，头痛，眼睛发胀，上医院看病一测血压180/110mmHg，做了系列化验检查后，大夫给降压处理，这才感觉舒服下来。大夫拿着化验检查单对高爸爸说："你看看你血压、血脂、血糖、尿酸都高了，血管里斑块也有了，心脏也肥厚了，这么高的血压还好及时来医院，不然真的等到脑出血可后悔都来不及，岁数到这不得不服老了，何况家里还有亲属有高血压，以后要戒烟限酒，身体是自己的，工作别太拼了，别给自己太大压力，保证足够睡眠时间，血糖、血脂也要按时服药定期监测了。"高爸爸听了，心里一阵紧张，直想道："对啊，健康才是最重要，都怪自己平时不在意招惹上了高血压。"

高爷爷和高爸爸带着岁数不大、体重超标的小高同学来门诊，高爷爷愁眉苦脸地说："大夫，这是我们家孙子的体检报告，那位大夫说小高的血压达到正常高限了，按美国标准孩子都成高血压了，我和他爸都是高血压，并发症出来多受罪，这孩子才23岁，现在就高血压了，那以后还怎么办，您给看看有什么好的办法没？"大夫看完报告单后说到："嗯，这么小血压都140/90mmHg了，以后可得注意着了，看看这体重指数都29了，体重可得减减啦，有什么不舒服吗？平时都运动吗？"小高低着头说："没什么不舒服，就是偶尔会有点脖子僵，可能跟平时熬夜玩手机打游戏低头有关，也不怎么运动。"大夫说："小伙子，爷爷爸爸有高血压你就比其他同龄人更容易患高血压，现在要减肥运动，控制体重，按时睡觉了，不然年纪轻轻得了高血压多可惜，这样吧我给你开几付中药调调。"

家族遗传、年龄（男性≥55岁，女性更年期后）、不良的生活方式（超重和肥胖、高盐饮食、过量饮酒者、精神压力大及缺乏运动者），相关疾病（血糖、血脂）都是高血压的危险因素，你是容易被高血压"盯上"的人吗？

隐形杀手高血压，给你"警鸣"了吗

高血压病人在早期通常没有任何感觉，但往往悄然起病造成突发情况，包括高血压脑出血、急性心肌梗死等严重心脑血管急症，被称之为人类健康的"隐形杀手"。没有头晕、头痛、眼睛胀、耳鸣、四肢麻木及心悸气促等常见的不适症状，亦不能认为就没有高血压，只有测量血压，才能做到心中有数。

头晕、头痛、眼睛发胀是多数高血压患者就诊的三大主因，当有上述三种症状时要测量血压看看是不是高血压了。以下就常见的三种情况展开讲述高血压多见的"症候组合群"。

如果头晕，脑袋沉，多是因为自行停用降压药、过度劳累、情绪激动及突然蹲起引起；并常轻微后头部头痛，四肢酸沉或麻木，昏昏欲睡，口苦口黏，腹胀，伴有恶心、呕吐，大便黏腻不爽，小便频等症，此类多属"湿气"较重。

如果头胀痛以前额及太阳穴胀痛明显，伴眼睛发胀，看东西眼睛模糊、干涩，手颤手抖，项背僵硬，脾气急躁善怒，走路有踏棉花感，夜间出汗，手、脚心发热，耳鸣如蝉，腰酸腿软，四肢酸软无力等，这种情况多属于"阳亢"。

如果心烦气急，可伴心慌，汗出，失眠，入睡难，早醒，做梦多，口苦、口干及口渴，面红，耳鸣，目赤，小便量少色黄，大便干等症，此类多属有"肝火"。

由于这些症状不是高血压所特有的，所以很容易被大家所忽视，所以生活中若发生此类症状，切莫忽视，一定要注意警惕，做到防患于未然。另外，一些有高血压家族史、生活日夜颠倒的"健康人"也需要定期监测血压，及时发现高血压病并进行有效治疗，因为稳定控制血压水平是延缓并发症和预防重大心血管事件的基础，切莫懈怠。

高血压，悄无声息地来了，但却缠绵难去。坦然接受，积极面对，坚持治疗，就可以让高血压不再"高调"，享受自己的人生。

测量血压知多少，大大小小疑惑多

首先，测量血压前要安静休息 5 分钟，正坐在椅子上，双脚接地，放松身体，露出右上臂，保持肘部与心脏平齐。然后选择大小合适的袖带，袖带内气囊至少包裹80% 上臂，袖带下缘应在肘窝上方2～3cm，松紧以放进1～2个手指为宜。测量时快速充气，听到动脉搏动消失后继续充气至

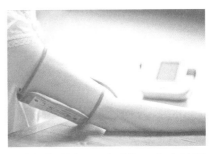

血压升高 20～30mmHg，之后平稳缓慢放气，听到第一声响时记为收缩压，最后一声响时记为舒张压，获取血压读数后快速放气至零。为了保证血压测量的准确性，一般 1～2 分钟后测量第二次，取两次血压的平均值即可。如果两次测量值相差大于 5mmHg，需要再次测量，计算 3 次的平均值。

1. 疑惑一：电子测压无把关，读数结果疑虑多

由于水银血压计与电子血压计测量原理不同，所以测量结果上可能存在一定差异，但是校验后的电子血压计与水银血压计一致性较好，可以用于家庭血压测量。经常听到病人说自己在家用电子血压计测的血压不准，每次测量数据变化很大，其实并不是测量不准，只不过电子血压计更灵敏，更易受外界环境刺激的干扰，所以每次读数变化较大。因此，使用电子血压计测量时需要尽量排除外界环境的干扰，才能保证测量结果准确。

2. 疑惑二：血压测量虽不难，测量时间如何选

对于刚刚确诊的高血压的患者建议早晚各测一次，早上最好在起床后、服降压药和早餐前、排小便后，测"便后餐前血压"；晚上建议测量晚餐后、洗漱后、服药后的"就寝前血压"。同样每次测量 2 次，间隔 1 分钟，计算两次平均值，连续检测 7 天。但对于首次确诊的高血压患者亦可选用 24 小时动态血压监测，随诊大夫可以根据血压水平及变化规律选用合适降压药物及给药时间，同

时也可以排除一些因就诊时情绪紧张引起的"白大衣高血压"。血压水平达标控制较好者：一周测一次，早晚各一次；血压控制不稳定、不达标的病人要自觉加测。血压正常的健康人（血压＜120/80mmHg）需要每年测一次血压。

3. 疑惑三：血压两侧不一样，左右胳膊看哪侧

因为解剖结构的不同，所以左右胳膊量出的血压数值可能不一样。不过，两侧血压差异在 10 ~ 20mmHg 以内都属于正常范围。建议第一次测量的时候应测量两侧胳膊的血压，取较高侧的血压值，以后可以用这一侧胳膊测量血压。因为大多数人是右利手，右侧血压要略高于左侧，所以门诊上通常测量右上肢血压。同时需要注意的是当两侧胳膊血压（收缩压）差值大于 20mmHg 时，可以多测两次并且加测双下肢的血压，除外测量误差、动脉夹层、大动脉炎及动脉血栓的问题，并及时来医院就诊。

4. 疑惑四：长袖厚衣难上捋，测量结果真实不

衣服过厚时会影响血压测量的结果，隔着较厚的衣服测出的血压要比袒露胳膊时测到的血压高一些，而将衣袖捋起来后测出来的血压则比脱去衣服裸露胳膊时测到的血压低一些。所以在测量血压时如果衣服厚度大于 0.5cm 要尽量脱去需要测血压一侧胳膊的衣服。

5. 疑惑五：测压体位坐卧站，量血压时讲究看

测量血压时通常正坐或者仰卧，站立测量血压时会使测量的血压值偏低一点。老年人及糖尿病或某些疾病患者如果出现频繁起床后头晕，眼前发黑等不适症状，需要加测卧立位的血压。一般平卧在床上休息 15 分钟，测量完卧位血压后起立 3 分钟内测量站立位血压。一般认为站立后收缩压较平卧时下降 20mmHg，或舒张压下降 10mmHg，可以考虑为体位性低血压，这种情况下要注意起床时缓慢起身并在床沿稍作休息后再活动，蹲便后避免迅速起立，防止体位性低血压引起的脑供血不足，还应及时就诊，咨询降压药是否需要进行调整。

6. 疑惑六：影响血压情况多，如何避免求妙招

环境嘈杂、饮食不节（测前喝咖啡、抽烟、喝酒及过食咸味）、睡眠不佳、情绪激动等多种情况都影响血压的准确性，所以测量血压前 30 分钟内不吸烟、不喝咖啡或酒，不剧烈活动，注意排空膀胱，保持心绪平稳，静坐休息 5 分钟，测量血压时不言不语，不看手机，双脚踩地，放松身体，才会使测量出的血压更接近真实的血压。

 严格控压需重视，并发症来莫忽视

尽管部分高血压患者不痛不痒，无明显不适症状，但高血压对身体器官的损害却在持续进行中，一旦引起心、脑、肾及视网膜等器官的损害，其损伤是不可逆的。

可是，血压高是如何对器官进行损害的呢？

大家都知道，联系人体器官的管道即为血管。举例而言，血管似自来水管，长时间水压过高，一则容易使自来水管老化，相当于血管的动脉粥样硬化，二则压力过高易致水管破裂，相当于血管的破裂出血。

较高的压力使血管硬化，弹力减弱，管腔狭窄，血流减少，出现供血不足的表现；血管受损亦招致"修补小能手"血小板和"织网巧匠"凝血因子蜂拥而至，最后缠绕管腔，阻塞血管，造成闭塞，形成脑栓塞（脑卒中）、心肌梗死（猝死）等。血管硬化后，在较高的压力下容易破裂出血，产生脑出血（脑卒中）、视网膜出

血（失明）。

就心灵的窗户眼睛而言，高血压致眼底动脉硬化，狭窄，最后破裂，会使眼睛由疲劳、眼压升高、眼胀眼花、偏头痛，进一步发展为视力下降，看到的视野会越来越小，严重的将导致双目失明。

对于智慧的起源——大脑，高血压导致脑血管硬化，狭窄，幸运者出现头晕，眼前发黑，一过性的感觉疼痛、麻木或缺失，肢体偏瘫、言语不利等短暂性脑缺血发作，如果发病时及时就诊治疗，不会遗留后遗神经症状及功能缺失，但如果病情进展为脑梗死，最后或多或少会留下后遗症。

高血压致脑血管破裂出血又称出血性脑卒中。临床症状多与其出血量、出血速度及出血部位有关。严重者多表现为血压居高不下，剧烈头痛及恶心、喷射状呕吐，昏迷等，应及时就诊，切勿延误病情。

对于生命的源动力——心脏，高血压引起的冠状动脉血管硬化与狭窄，使心脏自身的血供不足，血管狭窄则对心肌细胞灌溉不足，血管闭塞使心肌细胞枯竭而亡，即所谓的心肌梗死。作为人体的血液泵，血压增高会使向外泵血的心脏消耗更多的力气，刚开始，代偿心肌细胞的增生肥大使心室壁变得肥厚，尚可维持泵血，但久而久之，心脏也有"累垮"的一天，此时就会出现心慌气短、活动就喘等心力衰竭的表现。

对于机体的排泌器官——肾脏，长期高血压可引起肾小动脉硬化，造成肾脏的小工作单位"罢工"，出现高血压性肾损害。早期表现为夜尿增多、多尿、泡沫尿，进而出现腰酸、水肿、贫血及骨质疏松、骨痛骨病等，最后严重至无尿及毒素无法排出体外，进入所谓的尿毒症期，只能依靠透析或肾移植来维持生命。

所以说降低血压，使其控制在正常水平是多么重要。同时，高血压病人定期复查眼底、颈部及颅内血管超声、心脏超声、心电图、冠脉 CTA 及尿常规等相关检查还是很有必要的。让很多高血压病人最费解的是，明明自己已经血压高了，可是医生不直接给降压药降压，偏要让自己做一些"没必要的检查"，其实，这正是医生的深思熟虑与良苦用心。

 ## 中医控压优势大，中西互补疗效佳

众所周知，自来水管的压力取决于压力泵、水管内的水量及水管的粗细（可扩充度），所以高压泵、大水量及细管腔可以产生大的水压，人体血管的血压亦如此，依赖心脏的泵血、血容量及血管的弹性（粗细）所维持。所以西药降压药多从减少心脏泵血（主要是减慢心率及减轻心肌收缩力）、减少血容量（利尿）、扩张血管（抑制血管平滑肌的收缩）方面入手，于是就有了我们常见的西药降压药，有利尿降压的氢氯噻嗪类药物：氢氯噻嗪、寿比山，减小心率及心肌收缩力的美托洛尔类药物：倍他洛克、博苏，以扩张血管为主要作用的某某地平、某沙坦及某某普利类药物：拜新同、代文及开博通等。

依据个体化治疗原则，选对西药降压药物可以产生显著的降压效果，但人体是一个集神经 - 体液 - 内分泌为一体的整体，高效能的西药由于其作用靶点的局限性和单一性，无法更好解决血压升高继发一系列内分泌失调引起的"症候群"，而中医以整体观为原则，从全方位、多位点及多角度进行辨证论治，立法选方，据方施药，从而在一定程度上降低血压，在很大程度上改善症状，进而有效提高患者的生活质量。

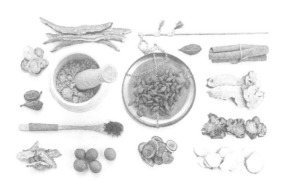

　　由于现代医学的治疗多以"抗衡"原则为主，替少除多，少靶点，强效能，所以西药降压药物用则明显，停则无效。而传统医学多重于"调和"原则，少补多抑，多靶点，效缓和，在治病的同时增强机体的自身代偿，所以停药后亦有生理性的"余效"作用，所以中医降压整体稳定血压效果好，对早期老年轻度高血压或需配合西药治疗的较重的高血压，均可防止和缓和血压较大的波动。

　　另外，西药多采用人工提取或化学合成有效成分，忽视机体自身存在的协同和抑制作用，通过共同通路干预影响其他反应链，所以存在一定的药物副反应。中药多取用天然动植物及矿物，不失整体的协同抑制，其毒副作用相对较少，能减轻或消除西药的副作用。一些研究还显示中医治疗对于某些受损器官的逆转以及并发症如蛋白尿等的防治具有一定的效果。

降压误区有忠告，娓娓道来一一晓

　　正确服用降压药，不仅可以缓解症状，还可以降低心脑血管疾病风险。然而很多患者对降压药都有着不同的认识误区。

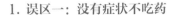

1. 误区一：没有症状不吃药

不少患者在确诊高血压后拒绝服用降压药物，认为自己本身并没有不舒服的症状，吃上就不能停了比较麻烦。这种想法是不正确的。没有症状不代表没有危害，世界卫生组织把高血压称为"无声的杀手"，治疗高血压的目的不只是降压，还有保护心脑肾等靶器官，减少心血管事件的发生。

2. 误区二：降压药不都是早晨吃吗

因人而异，多数人是可以在早晨吃。因为大多数人的血压变化规律是早晨较下午高一点，白天较晚上高一点，就是大夫们所说的"勺型"高血压，所以晨起空腹吃降压药可以更好地控制上午和白天的血压。但也有例外的情况，一些人下午或者夜间血压会高起来，这时就需要中午或睡前吃降压药了。所以最好的方法是刚刚确诊高血压时尽量多监测几次血压或者带 24 小时动态血压监测仪，然后临床大夫会根据你的血压规律及降压药物的代谢特点选用适合你的用药时间。

3. 误区三：血压正常就停药

一般人血压控制目标值为：<140/90 mmHg；当合并有慢性肾病或者糖尿病时，血压控制目标值为：<130/80 mmHg，对于舒张压较低、脉压差特别大的 65 岁以上的老年人，血压 <150/90mmHg 就可以了。

原发性高血压是一种终身性疾病，是遗传与环境因素共同作用的结果，并不能治愈，即便血压降至正常仍不能停药，大多数患者都需要终身服药。血压正常是因为药物的作用在控制血压，并非是"高血压治好了"。中断用药可以使血压出现大的波动，血压可能再次上升，甚至恢复到用药前的水平，这种情况对血管的损害也更加明显。

4. 误区四：是药三分毒，保健品才能降压

"这药副作用怎么这么多？"经常会有高血压患者取药后拿着药物说明书上的不良反应来询问医生，其实这种心情可以理解，但大多数情况下大夫所开的降压药都是结合了患者自身情况的，要信任大夫。而且随着生物科技的进步，目前的降压药物长期服用并没有多少不良反应，与高血压带来的危害相比，总体来说，还是利大于弊的。

我们经常会在杂志、电视、手机上看到类似宣传保健产品的广告，如口服的降压保健品、降压帽、降压鞋、降压手表等，这些产品声称有很好的降压疗效，但大多数都没有经过科学的临床认证，安全性和有效性也有待考查。所以一定要选择去正规医院就诊，相信医生，擦亮眼睛，不要盲目地相信这些商业宣传。

降压成药多又多，对号入座易选择

如果您伴有头晕、头胀痛，目胀，心烦易怒，生气后诱发加重，伴面红目赤，口干口苦，头重脚轻，失眠多梦等症状，是因为肝阳上亢，扰乱心窍，治疗以平肝潜阳，清火息风为主，可以使用天麻钩藤颗粒或者清肝降压胶囊。

如果您伴有头晕、耳鸣、视物不清、眼睛干涩模糊、口咽干燥、心中烦热、手足心发热、夜间盗汗、腰酸腿软等症状，是因为肝肾不足，阴虚火旺，治疗以滋养肝肾为主，佐以平肝潜阳。此型以虚为主，多见于老年人，可选用的中成药有：六味地黄丸、杞菊地黄丸、知柏地黄丸。纯虚为主者首选六味地黄丸，视物模糊明显者首选杞菊地黄丸，烦热盗汗明显者首选知柏地黄丸。

如果您伴有头晕、头脑昏沉、头重如裹，嗜睡，胸闷，脘腹痞

满，呕吐痰涎，肢体困重，大便粘腻不爽等症状，是因为痰湿中阻，清阳不升，治疗以化痰祛湿，健脾和胃为主，可选用的中成药有：六君子丸、四妙丸。

如果您伴有头痛、眩晕，重则头跳痛，刺痛难忍，记忆力减退，精神不振，胸闷痛，痛处固定，面唇紫暗，口干不欲饮等症状，是因为瘀血阻络，气血不畅，治疗以活血化瘀通络为主，可选用的中成药有：血府逐瘀胶囊、脑心通胶囊。

草药茶饮功效多，辨证搭配效果好

在我们生活中有很多能够降压的中草药，下面简单为大家介绍一些：

天麻：味甘，性平，入肝经，有平抑肝阳、息风止痉、祛风通络之效，有良好的降压及防治高血压的作用。据相关研究显示还可增加外围及冠状动脉血流量，改善高血压引起的头晕、头痛、头沉的症状。

钩藤：性微寒，味甘，入肝、心包经，具有清热平肝、息风止痉的功效。有效成分是钩藤碱、钩藤总碱、去氢钩藤碱等。它的降压作用与钙离子拮抗有关，能有效抑制神经节和神经末梢递质的释放，扩张周围血管，减少外周阻力，从而发挥降压作用。

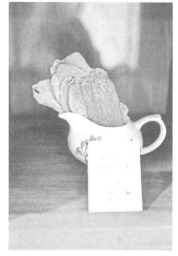

葛根：味甘、辛，性平，入脾胃经，具有解肌退热、生津止渴除

烦的功效。葛根中的葛根素可使明显增高的血浆内皮素水平较快恢复正常，同时还能改善脑血流量及基底动脉循环冠状的动脉血流量。对改善高血压颈项强、头晕头痛、耳鸣、肢麻有效。

决明子：性微寒，味苦甘，入肝、大肠经，具有清热明目，润肠通便的功效。主要含有大黄酚、大黄素、决明素、亚油酸等，降压的同时还有降低总胆固醇和甘油三酯的作用。多用于高血压、高脂血压和便秘等症。

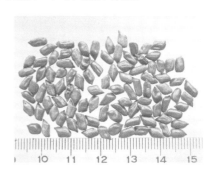

野菊花：味苦辛，性微寒，归肝、心经，具有清热解毒的功效，主要含有多种挥发油，油中含有樟脑、樟烯、当归酸酯。有研究显示其降压作用主要是通过拮抗肾上腺素，扩张血管和抑制血管运动中枢。适用于头痛、眩晕、目赤等症。

杜仲：味甘，微辛，性温，入肝、肾经，具有强筋骨、补益肝肾的功效，含有杜仲胶、生物碱、树脂等有效成分，通过直接扩张血管和抑制血管运动中枢而达到降压效果，适用于眩晕伴腰膝酸软的肾虚病人。

降血压的茶饮

【桑寄生茶】

桑寄生30克，夏枯草15克。水煎代茶饮，此方对高血压因肝肾不足、腰膝酸痛者尤为适宜。

【枸杞菊花茶】

枸杞子 10 克，菊花 3 克，泡水饮用，有清肝降火，改善视疲劳的效果。

【决明子茶】

用 15～20 克决明子泡水饮用，有降压、降脂、清肝明目、润肠通便等效果。

【莲子心茶】

用莲子心 12 克，开水冲泡后代茶饮用，味虽偏苦，但降压降脂效果极好。

【首乌茶】

制首乌 20～30 克，加水煎煮 30 分钟，待温凉后当茶饮用。具有降血脂，减少血栓形成的作用。应当注意的是，何首乌具有潜在肝毒性，不宜长期超量服用，肝功能不全者、有肝病家族史者不宜使用。

【山楂荷叶茶】

山楂 15 克，荷叶 15 克，泡水饮用可降压降脂健脾，也可以起到一定的减肥作用。但胃酸过多、消化性溃疡，服用滋补药品，女性月经期、孕期忌服用。

🐏 血压升高可能是没睡好

一般人要保证充足的睡眠时间，一般为 7～8 小时，部分老年人保证在 6～7 小时就可以。很多高血压患者都会说："大夫，我这几天血压上来了，头晕头胀得厉害。"往往在仔细询问后，会发现这里面也有一部分睡眠的原因。

现在生活节奏快，年轻人工作压力大，很多来就诊的高血压患者说几乎每天都在熬夜，学习任务重，事业上升期，月底考核，陪孩子写作业，不玩手机就睡不着等等原因，长此以往造成睡眠时间不够，质量不佳，进一步加重高血压的症状。也有一部分患者说自己虽然睡得晚，夜里 12 点睡觉，也是第二天 10 点多起床，这样一来，至少 8 个小时的睡眠是可以保证的，为什么还会觉得头脑昏沉，脑子不清楚，而且在春天时候最明显呢？

我们可以在《黄帝内经》中找到答案，原文是这样的："春三月，此谓发陈，天地俱生，万物以荣，夜卧早起，广步于庭。"就是说，春天的三个月是推陈出新、生命萌发的时候，天地万物都富有朝气，人们应该夜卧早起，入夜即睡，早早起身，使身体内的阳气和太阳一同升起，接收大自然的阳气，散发体内在一个冬天积累的寒湿之气。如果这个时候赖床不起，大脑皮质处于抑制状态，可能会造成大脑供血不足，所以即便是睡够了时间，头晕头沉症状仍然不减。

所以，不光要睡够时间，也要在合适的时间睡觉，养成良好的作息习惯，不仅可以缓解高血压症状，还可以延缓衰老，高质量的睡眠是最好的化妆品。

早上起床慢动作

对于高血压患者，清晨起床要缓慢，先在床上平卧半分钟，在床上坐半分钟，双脚下垂半分钟，活动一下头颈部和四肢，使肢体肌肉和血管平滑肌恢复适当张力。有一些合并有前列腺增生的高血压患者在服用 α 受体阻滞剂类降压药物时也容易出现体位性低血压，此类人群也同样需要做到起身慢动作。

合理膳食，平稳血压吃出来

很多人都知道，高血压患者应该低盐饮食，世界卫生组织建议每人每天食盐摄入量在 6 克以下，大约是一个啤酒瓶盖的量，确实很少，如果平均分到三餐，每餐用掉一份，似乎简单，却并不科学，很多患者也表示那样做出来的饭菜太没味道。其实，我们每天的食盐摄入量不只在三餐内，平时的很多加工食品、腌制食物，比如火腿、咸菜、香蕉、海带、饮料里面都含有盐分。当然，大家也不必成为惊弓之鸟，我们只要做到清淡饮食，少吃零食和垃圾食品，其实就足够了。

高血压患者吃低油低脂的清淡饮食并不意味着忌荤！减少脂肪摄入并不是指长期吃素，若荤腥不沾，很容易出现膳食失衡，营养不良。鱼类含有丰富的营养物质，尤其是钙，首选清蒸鱼，既保证了营养物质的摄入，又做到了低盐低脂。

《黄帝内经》讲"五谷为养，五果为助，五畜为益，五菜为充"，对于高血压患者，按照"五谷为养"，饮食为粗细搭配，早餐吃好，午餐吃饱，晚餐吃少。配合水果蔬菜，保证维生素的摄取，做到

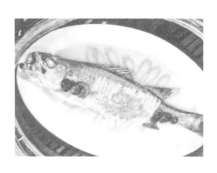

降压不降营养。以下是推荐的几个降压食谱：

香菇油菜：油菜 500 克，香菇 50 克，油、调味品适量。油菜洗净后，锅内置油，六成热时加入油菜，加调味品，翻炒数次，至炒熟香菇盛出。此菜有清热解毒、健脾和胃的功效，适用于高血压患者。

姜汁芹菜：西芹 200 克，生姜 25 克，调味品适量。芹菜用热水烫后捞出放凉，将姜汁和其他调味品混合拌匀，淋入芹菜。此菜有健胃降压、利尿的效果，适用于高血压患者。

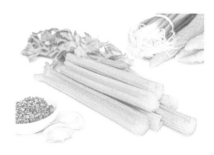

清炒西瓜脆衣：鲜西瓜皮 500 克，植物油、调味品适量。鲜西瓜皮削皮切片，锅内置油。油热后下西瓜皮，加调味品，炒熟盛出。此菜有清热利尿、平肝健脾的效果，适用于肝阳上亢型高血压患者。

紫菜虾米汤：紫菜 20 克，虾皮 15 克，鸡蛋 1 个，调味品适量。将紫菜撕碎备用，鸡蛋打散，加入洗净的虾皮，水沸后入紫菜，倒入虾皮鸡蛋糊，边倒边搅拌，小火煮沸，加入调味品。此菜有清热解毒、补虚降压的效果，适用于阴阳两虚型高血压患者。

合理运动，释放身体活力

高血压患者可以运动吗？一般来说，除了病情特别严重的高血压患者，基本都可以进行运动。运动不仅可以帮我们减去多余的脂肪，还可以让我们的血管更健康。但是运动的程度需要好好把握，不运动不好，运动过了也不好。每次运动前，简单地做下预热活动，10 分钟左右为宜，伸伸胳膊拍拍手，转转身，做下扩胸运动，深呼吸，调整好状态再运动，血压就不会因为突然的运动而出现大的波动了。初次运动时，不要选择动作过于激烈的运动，运动时间不宜过长，运动后留出足够的时间休息。

"饭后百步走，活到九十九"。散步可以锻炼人体协调能力，消耗多余脂肪，在公园、小区，只要不是很嘈杂的街道都可以，每次时间控制在 15 ～ 40 分钟。散步属于有氧运动，是高血压患者的首选。高血压患者要以有氧运动为主，慢跑、缓慢游泳、伸展体操、打太极拳也属于有氧运动。尽量避免无氧运动训练，像举重、跳远、翻单双杠之类的就属于无氧运动。运动的目的是放松身体，不是比赛，所以要选择适合自己的运动方式，量力而行，而不是成为一种负担。尽量不要在冬季早晨进行户外锻炼，清晨寒冷的空气刺激血管收缩，会加重高血压，甚至诱发脑血管疾病。

足部按摩也可以改善身体血液循环，对降压很有益处，比如太冲穴、涌泉穴，肝阳上亢型高血压患者可以按压此穴位，而太溪穴对于肾阴虚型高血压患者比较有效。

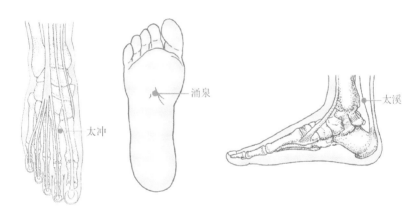

战胜高血压，控制体重很重要

肥胖是高血压的易发因素，患有高血压的肥胖患者，更要严格控制体重，少吃油炸、腌制食品，不要饮酒，限酒可降低收缩压 2 ～ 4 毫米汞柱。还要拒绝抽烟，因为吸烟使心脏病的危险增加 2 ～ 4 倍。很多轻度和临界高血压肥胖患者通过减重，血压是可以降到正常范围的。控制体重不仅可以取得减肥、改善个人形象的效果，还可以减少并发症，减少心脑血管疾病发生。

 ## 管理好情绪，好心情是最好的降压药

要保持良好的心态，因为好心情是最好的降压药。有的患者知道自己得了高血压后闷闷不乐，忧心忡忡，感觉像背上了一个甩不掉的包袱，对治疗失去信心，怨天尤人。其实高血压并不可怕，在医生的指导下服药，加上自己合理的生活方式，减轻心理负担，病情是可以控制的，也会相应地减少并发症，和疾病和平共处，处理好了，并不影响寿命和生活质量。所以，保持良好的心态，放松心情对于调控高血压是必不可少的。

很多高血压患者长期从事的工作压力大，需要精神高度集中，而人在紧张、愤怒的时候，血压和心率都会升高，这类患者可以在工作之余多出去走走，比如和家人一起去郊外或者公园游玩，还可以营造良好融洽的家庭氛围，或者多参加一些公益娱乐活动。

经常有患者在电视上看到各种养身讲座和广告后就"对号入座"，稍有不适就怀疑自己血压升高，怀疑自己有这样或那样的疾病，而且听不进去医生的解释，这个时候要打消自己的猜忌心理，多听医生意见，否则是会加重高血压的。

"笑一笑，十年少"，这句话告诉大家要保持乐观心态，知足常乐，笑口常开。笑不仅可以产生良好的心理和精神作用，还可以加速血液循环，只要精神放松，血管也会跟着放松。多和朋友交流，即便是不开心的事，在倾诉后都会觉得轻松了很多。所以，调整好心态是战胜疾病的关键。

【注意事项】

降压不是一蹴而就的，健康靠自己，一定要遵从医嘱，持之以恒，才能做到平稳降压！

糖尿病

 糖尿病——寂静的杀手

糖尿病是以慢性、长期的高血糖为主要特征的疾病，跟遗传和环境因素有关，由胰岛素分泌不足或（和）胰岛素作用障碍引起。中国是糖尿病大国，最新调查，我国糖尿病患病率已达 11.6%，约1.139 亿人。糖尿病已被列为继心血管疾病及肿瘤之后的第 3 大疾病。糖尿病的典型症状可概括为"三多一少"，即尿得多、吃得多、喝得多，体重减轻。但是，糖尿病在早期，以上"三多一少"的症状并不明显，因此，常有人把糖尿病称为"寂静的杀手"，具体诊断标准见表 1–4。

表 1–4　糖尿病诊断标准

诊断标准	静脉血浆葡萄糖水平 mmol/L
（1）糖尿病症状（高血糖所导致的多饮、多食、多尿、体重下降、皮肤瘙痒、视力模糊等急性代谢紊乱表现）加随机血糖	≥ 11.1
或	
（2）空腹血糖（FPG）	≥ 7.0
或	
（3）葡萄糖负荷后 2 小时血糖	≥ 11.1

无糖尿病症状者，需改日重复检查。

患了糖尿病后寿命就会缩短吗

对糖尿病患者寿命的最大威胁不是糖尿病本身，而是它的并发症。我们经常可以看到许多糖尿病患者，因长期坚持正确的治疗和监测，活到 70 岁，甚至也有活到 90 岁以上的例子。所以说患糖尿病后问题不在于能不能长寿，而是如何才能做到长寿。要做到健康长寿，首先要做到正确对待糖尿病，保持乐观、宽厚、豁达的心态；其次是长期坚持正确的饮食运动和药物治疗，使体重、血糖、血压和血脂保持基本正常的水平，并积极预防和治疗糖尿病的各种并发症；最后是对糖尿病进行系统的监测，如果有血糖控制不佳或者有并发症出现的情况，才可以及时发现，及早予以治疗。做到这几点，糖尿病患者就可以健康长寿了。

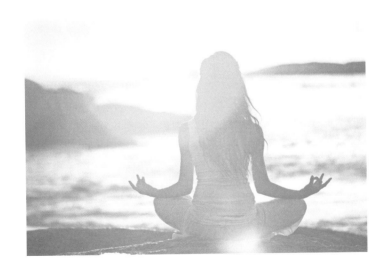

亲人得了糖尿病家人如何对待

糖尿病患者在得知自己患病后会出现各种心理问题，如拒绝与人接触、悲观、焦虑、抑郁、自卑、不以为然等。他们只有正确对待疾病，树立信心，积极应对，才能使病情稳定，避免或减缓并发症的发生、发展，更好地回归家庭。作为糖尿病患者的家人，应与其一起面对现实，安慰、鼓励患者，与他们一起学习与糖尿病治疗相关的知识并监督其遵医嘱饮食、运动、用药。在生活上支持照顾他们，尤其是儿童患者的家属，还应该成为孩子的老师和朋友，教他们如何面对疾病及带病生活学习的技能，为他们的成长创造良好的条件。

 ## 糖尿病也有急性并发症

人们普遍认为："糖尿病是一种慢性疾病，不用担心有什么危险"，其实，糖尿病患者存在糖代谢紊乱，免疫功能亦紊乱，非常容易并发感染，甚至并发糖尿病酮症酸中毒、糖尿病高渗性昏迷、低血糖等危及生命的急性并发症。糖尿病急性并发症是由于短时间内胰岛素缺乏、严重感染、降糖药使用不当等所导致。因此，应积极预防糖尿病急性并发症，做到按时合理饮食、规律服药、适当运动、避免感染，如出现不适症状应及时就诊，以免延误病情，甚则危及生命。

糖尿病患者屋里哪来的"烂苹果味"

患者屋内的"烂苹果味"实际上是血糖偏高导致的代谢紊乱，体内产生大量的乙酰乙酸、β－羟丁酸和丙酮（即酮体）导致的。这种"烂苹果味"就是酮体的味道，说明患者血糖控制情况很差，需要尽快到医院就诊，以避免糖尿病急性并发症的发生。

 糖尿病患者也会低血糖

糖尿病患者胰岛素分泌紊乱，再加上不按时吃饭、降糖药用量过大、运动时间过长、过量等原因，非常容易发生低血糖，如果出现出汗、颤抖、心悸、紧张、焦虑、面色苍白、饥饿等症状，极有可能发生了低血糖。血糖是脑细胞能量的主要来源，脑细胞的储糖量有限。脑组织对低血糖很敏感，低血糖时患者往往出现脑功能障碍，表现为精神不振、头晕、思维迟钝、视物不清、甚至昏迷。此时应尽快补充糖分，否则有生命危险。

 糖尿病慢性并发症猛如虎

糖尿病的危害主要在于其慢性并发症，如糖尿病性心脏病、糖尿病足、糖尿病性脑血管病、糖尿病肾病、糖尿病视网膜病变及神经病变等。因糖尿病引起失明者比一般人多 10～25 倍，目前糖尿病性视网膜病变已成为 4 大主要致盲疾病之一；糖尿病性坏疽和截肢者比一般人多 20 倍；糖尿病较非糖尿病者心血管系统发病率与病死率高 2～3 倍；糖尿病导致肾功能衰竭比肾病多 17 倍。总之，糖尿病及其慢性并发症对人类健康的危害是十分严重的，已引起全世界医学界的高度重视。

 ## 糖尿病患者老"起夜"是不是问题

糖尿病患者经常"起夜"的现象是由于糖尿病所致的膀胱尿道功能障碍引起的。这种现象在糖尿病初期主要表现为排尿次数增多，单次尿量增多。随病程进展，患者排尿次数逐渐减少，排尿间隔时间延长，每次尿量增加，晚期甚至每天仅有 1～2 次排尿，但单次尿量却可高达 1000 毫升以上。糖尿病患者如果老是"起夜"应引起重视，一般来说在排除因精神高度紧张或睡前大量饮水引起的"起夜"后，糖尿病患者夜尿增多是由于肾小管受到明显损伤导致肾脏浓缩功能损害引起的，患者应尽快就医，以免病情进一步发展。

 ## 眼前的"黑点"是怎么回事

有些糖尿病患者眼前会出现"黑点"，这是由于糖尿病性视网膜病变导致的，这也属于糖尿病微血管病变。在病变早期，一般无眼部自觉症状。随着病情发展，就会引起不同程度的视力障碍，如视物变形、眼前黑影飘动和视野缺损等症状，如果进一步发展甚至会导致失明。

预防视网膜病变的 4 个小窍门

1. 双目不久视：糖尿病患者在看电视、书报时，不可久视，稍感疲劳就应适当休息，闭目静养 10 分钟左右，或采用远眺法，观看远处的建筑物、树木等，以保护视神经，缓解视疲劳。

2. 运目去眼疾：每天睡醒时，端坐凝思，闭上双眼，眼珠转动 10 ～ 14 次，闭一会儿眼睛。此种方法有助于眼部的血液循环和神经调节。

3. 按摩通气血：先闭目养神 3 ～ 5 分钟，然后双手搓热，用发热的手掌轻轻按住眼部，以顺时针方向运行 5 次，再逆时针方向运行 5 次，每天进行 2 ～ 3 次。需要注意，眼底出血者不宜使用这个方法。

4. 熏洗明眼目：桑叶 10 克，水煎取汁，先熏蒸眼睛，待水变温时，用干净手绢浸湿后洗眼，每天 2 ～ 3 次。桑叶有良好的降糖作用，对糖尿病患者的眼睛护理很有效。

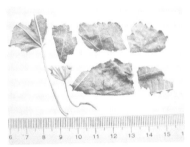

 脚趾头麻是什么怪病

糖尿病患者如出现了脚趾头麻的症状应注意了，这是糖尿病周围神经病变在作祟，一般认为它是由糖尿病代谢紊乱导致的神经损害，其典型表现为肢体麻木、疼痛、并可伴有四肢凉、皮肤蚁行感，晚期患者肢体肌肉可发生萎缩，导致功能废用。如糖尿病患者出现脚趾头麻应及时就医。

糖尿病患者真的不能抽烟吗

吸烟有百害无一益。实验研究表明，正常人吸烟以后，血中儿茶酚胺的浓度增加，血压升高，脉搏加快，皮肤表面温度下降1～2℃，末梢血管呈收缩状态。如果患者在接受胰岛素治疗的同时吸烟，可因末梢血管的持续收缩而直接影响药物的吸收。据国外有人观察研究，吸烟者比不吸烟者平均要多注射胰岛素20％以上方可显效。超量应用胰岛素对身体当然是没有什么好处的。此外，吸烟对神经、心血管及呼吸道均可产生影响，导致冠心病、心绞痛发作，血压上升，对糖尿病肾病的发生发展亦有促发作用，并且吸烟者的肺癌发病率明显高于不吸烟者。可见吸烟对糖尿病患者的危害是相当大的，所以糖尿病患者不宜吸烟。

偶尔饮酒也别忘"交换"

虽然适量饮酒可以促进血液循环，但对于糖尿病患者而言，饮酒尤其应注意适可而止。糖尿病患者如果饮酒，必须学会掌握饮酒的时机和数量。学会与主食进行"交换"。饮酒的量应计算在每天的主食范围内。大约1罐啤酒或2两红酒或半两二锅头，都相当于半两主食的热量，所以饮用时应减少相应的主食量。糖尿病朋友偶尔少量饮酒，按上述交换原则，以求得能量的恒定是可以的。但不提倡糖尿病患者经常性或大量饮酒，特别是经常性饮用白酒和啤酒，对病情的控制都非常不利。酒中掺饮料有讲究时下流行向酒中掺入少量冰镇饮料以获得更好口味，但要注意的是，几乎所有普通软饮料都含有大量的精制糖，因此我们不主张糖尿病患者饮用。但水和低热量饮料可以随意掺在酒中饮用，如：纯净水、矿泉水、苏打水和低热量饮料。空腹饮酒危害大糖尿病患者应明确，空腹饮酒有很大的危害，酒精对胃肠道黏膜的刺激加大，也使酒精吸收更快，容易"醉"。更重要的是，对口服降糖药或注射胰岛素治疗的患者，空腹饮酒很可能导致低血糖的发生，可导致非常严重的后果，甚至危及生命。因此，糖尿病患者饮酒前要吃一些碳水化合物类食品，如饼干、面包等。不要迷信无糖啤酒不要被一些糖尿病专用或无糖啤酒所迷惑，这些饮品同样含有碳水化合物和酒精，不能过多地饮用。同时，还要注意在饮用时仍应计入每天饮食总热量范围之内。

茶与糖尿病的关系

饮茶对人体有益，人所共知。国外科学家研究结果证明，茶含有丰富的营养物质，有助于人体生理功能，是人们日常生活中的必需品，具有止渴生津、消食除腻、杀菌消炎、利尿解毒、增强体质、

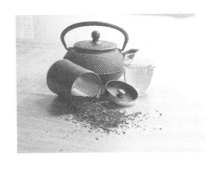

减肥健美、强心防病等作用，堪称为人间最健康的饮料，并且提神益思，增强工作效率。根据国内外科学研究成果资料，茶叶含有以下营养成分：①维生素类：胡萝卜素、维生素D、B族维生素、叶酸及烟酸等。②矿物质类：氟和碘。③少量氨基酸类：蛋氨酸和半胱氨酸可改善脂肪代谢，保护肝脏；谷氨酸和精氨酸可治疗肝性脑

病，降低血氨。④鞣酸：为茶叶的主要成分。⑤咖啡因：兴奋中枢，促进新陈代谢，增强肌肉与心肾功能；亦是利尿剂，起着解毒作用。⑥芳香类成分：能溶解脂肪，助消化肉类食物，有减肥作用。早期或轻度糖尿病患者宜饮绿茶或半发酵茶，中重度患者一般尽量少饮绿茶，可适量饮红茶，但不宜过浓或过多，不宜在下午3点后饮茶。

控制血糖别忘限盐

糖尿病患者要限制食盐的摄入量。因为食盐进入人体后，可激活体内淀粉酶的活性，加速淀粉的消化，提高小肠对葡萄糖的再吸收，从而使血糖升高。糖尿病患者食盐摄入量一般原则为：主食每日摄入少于250克者，食盐每日2.5克；主食每日250～350克者，食盐每日3克；主食每日多于350克者，食盐每日3.5克，若烹调使用酱油，则需相应扣除食盐量。在烹调时，盐量应均匀分配于膳食中，以免咸淡不匀而影响食欲。在夏季丢失盐分较多或体力劳动后，可适当增加食盐的摄入量。当糖尿病患者并发高血压、冠心病、心肌梗死、肾功能受损及动脉硬化时，必须采用低盐饮食，即每日应少于2克，以免加重病情。

烹饪与糖尿病的关系

据报道，纽约西奈山医学院糖尿病专家的研究小组发现，长时间高温烹调，可能会加速食物中糖分、脂肪和蛋白质等发生反应，生成更多终末糖基化产物。终末糖基化产物在人体中天然存在，糖尿病患者由于血糖较高，在其体内各组织中形成的终末糖基化产物显著高于常人。这种物质会刺激人体细胞产生特定的蛋白质，使免疫系统长期处于炎症状态，并损害人的大小血管。目前已有多种糖尿病并发症被认为与终末糖基化产物过多有关。在高湿情况下进行的短时间低温烹调，比如蒸或煮，可以有效降低食物中终末糖基化产物的含量。研究人员在实验中将 24 名糖尿病患者分为两组，让他们食用经过不同方法烹饪的鸡、鱼和肉，结果发现，低温烹饪能够将人体内与饮食相关的终末糖基化产物含量降低 33% ~ 40%。基于研究，科学家认为，虽然高温下长时间的煎炒、炙烤能使食物色香味更佳，但这样做对健康不利。因此提倡低温和持续时间较短的烹饪方法。专家称，他们的结果也许可以解释，为什么有的患者长时间吃低糖和低脂肪食物，仍然有可能发生心脏病和糖尿病。

糖尿病患者摄入主食越少越好吗？多少才合适

实际上糖尿病患者摄入主食并非越少越好。现在多数人主张糖尿病患者饮食热量组成中，粮食所占的比例在 50% ~ 60% 比较适宜。具体地说每个糖尿病患者每天主食摄入量一般应在 200 ~ 400 克，男性，年纪轻，偏瘦而且体力活动量较大者可以每天摄入主食 350 ~ 400 克；女性，年龄大，偏胖而且体力活动量较小者每天宜摄入主食 200 ~ 250 克。此处主食是指干重，而不是成品主食的重量，患者或家属可准确称量一定量的干粮。

关于糖尿病饮食有哪些误区

1. 糖尿病饮食误区一：甜食一律拒之门外

甜的不一定是糖，糖不一定甜。老百姓平时所说的"糖"往往是指带有甜味的单糖和双糖。糖尿病患者应尽量避免单糖和双糖，而食用多糖类的淀粉，而低血糖时应吃有甜味的单糖和双糖；甜叶菊、阿拉伯糖、木糖醇、果糖以及阿巴斯糖均可作为糖尿病的甜味剂，可增加食品的甜度，但不增加食物的热量，可以吃。市场上出售的无糖月饼、无糖酸奶多以木糖醇作为添加剂，但是这类食物中的面粉、油脂等其他成分仍可以转化成葡萄糖，食用时应注意到这一点，不可被"无糖"的标识所迷惑。

2. 糖尿病饮食误区二：多吃降糖药可以多吃饭

饮食治疗是糖尿病治疗的基础，其目的是减轻胰岛 β 细胞的负担，以帮助其恢复功能。不控制饮食而想用多服降糖药来抵消，这种做法好比"鞭打病马"，是错误并且危险的。多食会增加胰岛 β 细胞的负担，加速胰岛功能的衰竭，使口服降糖药的疗效逐渐下降甚至于完全失效，最后即使用上胰岛素，血糖依旧控制不好，导致各种急、慢性并发症接踵而至。此外药物过量应用，会增加其对肝肾的毒副作用，严重的甚至可危及生命。因此，以为多吃药就可以多吃饭的想法并不可取。

3. 糖尿病饮食误区三：只吃"糖尿病食品"

有一定糖尿病饮食治疗知识的患者都应该知道：饮食治疗的目的在于控制总热量和均衡饮食，而并不在于专门吃所谓的"糖尿病食品"。其实糖尿病食品中的营养成分与普通食物没有什么不同。"糖尿病食品"是指用高膳食纤维的粮食做的，如荞麦、燕麦。尽管这些食物消化吸收的时间较长，但最终还是会变成葡萄糖。"无糖食品"实质上是未加蔗糖的食品，患者们如果不注意糖尿病饮食治疗的原则而认为只要吃"糖尿病食品"血糖就没有问题，这是很危险的。经常可以看到市场上出售的无糖藕粉、无糖元宵等食品常被当作礼品送给糖尿病患者，如果患者在不减少主食摄入量的情况下食用，势必会造成血糖升高。

4. 糖尿病饮食误区四：只要是蔬菜都可以大量吃

以淀粉为主要成分的蔬菜应算在主食的量中，吃这些菜时就要减少主食量。这些蔬菜主要有土豆、白薯、藕、山药、菱角、芋头、百合、荸荠等。

5. 糖尿病饮食误区五：多吃豆制品没关系

适量地进食豆制品（豆汁、豆腐）确实对健康大有好处。虽然豆制品含糖低，但如红小豆、绿豆、蚕豆、芸豆、豌豆的主要成分也是淀粉，最终也会转化成葡萄糖，导致血糖升高，只是转化的速度较慢（大约需要3小时）。特别是对于老年人和糖尿病病程较长者，若不注意，大量食用植物蛋白，会造成体内含氮废物过多，加重肾脏负担，使肾功能进一步减退。糖尿病合并有蛋白尿者，应禁食豆制品，蛋白的摄入尽量以鱼、禽等动物蛋白为主。除黄豆以外的豆类，它们的主要成分也是淀粉，所以也要算作主食的量。

6. 糖尿病饮食误区六：含膳食纤维的食物较好，就可以不限量多吃

作为四大主食的面粉、大米、小米及玉米，其含糖量非常接近，在74%～76%之间。由于小米和玉米富含膳食纤维，从而减缓机体对葡萄糖的吸收，因此，摄入同量的粗粮和细粮，餐后转化成血糖的程度是有差异的，如进食100克玉米，其80%的碳水化合物转成为血糖。而食用同量的面粉，则90%变成血糖，这就是所谓的血糖生成指数不同。此外，粗加工的面粉含糖量低（约60%），其血糖指数也低。目前，市场上的糖尿病食品很多是由这类面粉制成。基于上述原因，血糖居高不下者，不妨用粗粮代替细粮，而通常情况下，选择粗、细粮均可。但无论粗粮细粮，均应依据糖尿病饮食处方而定。

7. 糖尿病饮食误区七：水果太甜不能吃

很多患者提起水果如谈虎色变，自患病后不敢问津。其实有些水果含糖量比较低，如苹果、梨含糖量为 10%～14%，香蕉含糖量为 20%，此外柚子、火龙果、柠檬等含糖量也较低。且水果中富含有很多微量元素、纤维素和矿物质，这些对糖尿病患者是有益的。水果中含的糖分有葡萄糖、果糖和蔗糖，其中果糖在代谢时不需要胰岛素参加，所以糖尿病患者在血糖已获控制后并非一概排斥水果。但需要特别注意，水果的吃法也要讲究，不要在进餐后马上吃，可在两餐之间进食，以免餐后血糖偏高。

8. 糖尿病饮食误区八：不能喝水太多

糖尿病朋友经常出现口渴的症状，是体内缺水的表现，是人体的一种保护性反应，患糖尿病后控制喝水不但不能治疗糖尿病，反而使糖尿病更加严重，可引起酮症酸中毒或高渗性昏迷，是非常危险的。喝水有利于体内代谢毒物的排泄；喝水有预防糖尿病酮症酸中毒的作用；酮症酸中毒时更应大量饮水；喝水可改善血液循环，对老年患者可预防脑血栓的发生；但在严重肾衰竭，尿少、水肿时，要适当控制饮水。故糖尿病患者只要没有心、肾疾患，就不要盲目限制饮水，每天饮水量至少应为 1500～2000 毫升。越是尿量多，越是需要多补充水分，盲目限水会导致身体脱水、电解质紊乱、血黏度及血糖增高。

9. 糖尿病饮食误区九：总觉得饿，血糖一定低

有些患者总有饥饿感，自认为血糖一定低，但检查后却发现血糖很高。一般来说，饥饿感明显是糖尿病的主要症状之一。血糖控制越不稳定时，糖尿病的症状越明显。所以总觉得饿并不是血糖控制好的表现，相反可能是血糖忽高忽低。

10. 糖尿病饮食误区十：有糖尿病，所以要控制饮食

合理的饮食疗法可减轻胰岛 β 细胞的负担，使其功能得到恢复，有利于控制血糖。轻症患者往往只需饮食治疗就能控制血糖。饮食疗法就是因人而异控制饮食量，长期维持合理的饮食结构，而决非饥饿或禁吃等强制性措施。否则，会使患者的生活质量下降，对生活失去信心、不利于血糖控制。所以，应避免使用"饮食控制"一类的说法，因为这容易使患者误解为饮食疗法就是严格地限制食物的摄入量，甚至误认为糖尿病的饮食控制就是吃得越少越好。饮食疗法开始时因热量摄入减少，使血糖、尿糖暂时下降，但随后由于营养素摄入不足，人体活动的能量只能由身体的脂肪分解而供给，其中的产物为酮体，故会引起酮症酸中毒，严重者可危及生命。且主食不足，易出现低血糖，所以此法不可取。

11. 糖尿病饮食误区十一：得了糖尿病，所以要多吃含糖少的副食

肉、蛋、鱼虽然含糖量不高，但却富含蛋白质和脂肪，在体内可转变成葡萄糖，此过程在糖尿病患者体内尤为活跃，因此多食也会升高血糖，只是相比之下比主食升高血糖的过程迟缓得多。另外，过多的蛋白质摄入会加重肾脏负担，并能引起高尿酸血症。鉴于这些特点，建议糖尿病患者早餐吃 1 个鸡蛋，睡前喝 1 袋无糖牛奶，这样对于平衡昼夜之间的血糖是有益的。坚果类食物（如花生、瓜子、核桃、杏仁等）不含糖，所以，成为很多患者的消遣食品，随时随地拿来品尝一下。这些坚果类食物除含丰富的蛋白质外，还含有油脂，30 粒花生米的含油量等于 1 匙油，一个人 1 天吃 3 匙油，其脂肪的摄入量就差不多了。而 1 克脂肪产热量 9 千卡，大大高于淀粉与蛋白质 1 克产 4 千卡的热量。大量花生、瓜子、杏仁的食入，不仅使热量大为增加，而且使血脂升高。一部分血脂还可转化为葡萄糖，不利于病情的控制。所以，吃花生、瓜子要计算量，要减少油的摄入。不能用花生米、瓜子、核桃、杏仁、松子等坚果类食物充饥。

12. 糖尿病饮食误区十二：苦瓜、南瓜能降糖，就应该多吃

现在被"炒"得比较热的可以降糖的植物主要是番石榴、南瓜等。这些东西真的能降糖吗？苦瓜的提取物的确有一定的降糖作用。但是，有降糖作用并不代表可以作为降糖药。实际上，这些所谓的天然提取物都远远达不到药物的要求。所以，如果价格合理，苦瓜等作为辅助治疗是可以的，但想单靠它们来降糖是不可取的。至于南瓜，因富含纤维素，与其他粮食相比，被人体吸收后血糖上升不快。进餐时，糖尿病患者可用南瓜代替部分米面等主食，可使餐后血糖不至于上升过快。但是南瓜本身也是一种血糖生成指数很高的食物，并不具备降糖功能，不要误认为它能降糖而大吃特吃。

 糖尿病患者能自驾车出游吗

糖尿病患者准备出游前应做一次全面的身体检查，血糖相对稳定，无严重的并发症方可考虑出行，并按以下要求执行：

1. 避免做职业司机。因为糖尿病患者的病情波动在所难免，开车有一定的指标要完成，患者势必会过度劳累，这既不利于糖尿病的控制，也不利于行车安全。

2. 劳逸结合，按时用药。开车时应注意避免过劳，避免不按时进餐，不能忘记服药。需要注射胰岛素的患者应做好必要的安排，保证能按时注射。

3. 严防低血糖的发生。在车内准备一些水、饼干之类的充饥食品。认真控制好糖尿病，避免在病情控制不好的情况下开车，以免

加重病情和发生危险。途中要有人伴行以便换手开车，沿路要多次靠站休息。行车间如果突发心慌、头晕、眼花、乏力、出冷汗、饥饿、手抖等不适症状时，应立即靠边停车测血糖，绝不能拖到下个休息点再测血糖。若血糖低于正常值，应快速补充糖类食物，待症状完全消失后再继续赶路。车上还要准备移动电话和糖尿病识别证，以便于意外发生时求救。但是，如果糖尿病患者并发有视网膜病变和周围神经病变，则绝对不能自驾车，因为此类并发症对开车具有很大影响，前者影响患者的视力，后者影响患者手脚的感觉。

糖尿病在中医里叫什么

糖尿病是西医的病名。中医、西医在治疗糖尿病方面各有所长。中医对糖尿病的认识由来已久，中医所说的"消渴"与糖尿病有很多类似的地方。消渴一词最早见于《黄帝内经》，书中有"甘美肥胖，易患消渴"的记载。其后历经汉代张仲景、唐朝孙思邈、金元四大家等医学家的传承发展，认识日益完善。民国时期，张锡纯在《医学衷中参西录》中明确"消渴，即西医所谓糖尿病"，并创立了玉液汤等治疗糖尿病的方药，对糖尿病的治疗具有重大的影响。

身体有"缝隙"，易患2型糖尿病

我们可以用一句"苍蝇不叮无缝的鸡蛋"来形象地比喻糖尿病的发病。如果把我们的身体比作一只鸡蛋，当我们身体本身出现了"缝隙"（即存在所谓的禀赋薄弱的先天遗传因素），例如脾虚、肾虚等，这时又遇上"苍蝇"（即所谓的饮食不节、情志失调、劳欲过度等后天环境因素），就容易患 2 型糖尿病。这也是为何有时两个体重、体形相类似的人，甚至生活习惯类似的人，一个人就可患糖尿病，另一个人却不患糖尿病。中医认为这和两人不同的脏器功能状况相关，也就是"蛋壳"有无"缝隙"。总之，禀赋薄弱是糖尿病发病的内在因素。

不良饮食习惯和情志失调是诱发糖尿病的重要外因

中医认为过食肥甘厚味可致形体肥胖，酿生痰湿、内热，可发生消渴病。西医也是这样认为的。现代流行病学调查证明：消渴病患者病前超重者多达 60% ~ 80%。另外，中医学还认为如果摄入五味不当，可以伤害五脏，如过甜伤脾胃，过咸伤肾，过酸伤肝，过辛伤肺，过苦伤心。

七情，即喜、怒、忧、思、悲、恐、惊，七情失调均可致病。据临床观察，消渴病患者在发病前或发病初，常有抑郁悲怒等情志所伤。曾有许多有乏力、口渴症状来就诊的患者，经检查确诊糖尿病，问他前一段有何诱发因素，结果有的是因为亲人去世，悲伤过

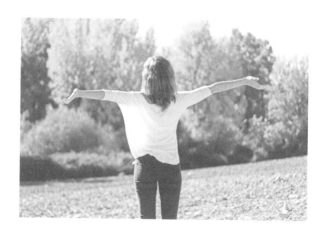

度，有的是因为工作压力极大，有的是因为打官司生气等，总之都是情志失调，气机不畅。

中医学认为"百病皆生于气"。情志过激可伤及五脏，如喜伤心、怒伤肝、忧伤肺、思伤脾、恐伤肾。其中郁和怒导致伤肝与糖尿病发病最为相关。现代医学研究证明：怒，可以使儿茶酚胺分泌增多，其作用于胰岛 β 细胞，将抑制胰岛素的分泌，从而使血糖升高。此外，中医认为"劳则气耗"，劳倦过度伤脾，房事不节损肾，都可诱发消渴病。

中医讲究情志调畅。因为情志不畅可以加重病情，而疾病痛苦又影响情志顺畅。情志不畅主要与肝气不舒有关，在中药中有很多疏肝解郁、调节情绪的药物。另外，中医讲肝主疏泄，包括对情志的调控作用。所以，在找心理专家治疗的同时，可找中医专家辨证治疗，可以收到很好的疗效。

糖尿病患者在接受治疗的同时，应避免过度情志变化，坚持一个"松"字，做好一个"和"字，心情放松，万事以和为贵。保持心情平静、乐观，戒怒，避忧，不悲，无虑，这样才有助于糖尿病病情向好的方向转化。事实上，糖尿病患者安度天年者有之，病情由重转轻者有之，康复者亦有之。只要能调摄好情志，消除病因，调动起全身抵御疾病的积极性，是可以从糖尿病病痛中解脱出来的。

中西医治疗糖尿病各有什么优势

在西医学进入中国之前，治病都要靠中医。中药多取材于天然的动植物，具有取材方便，不良反应少，作用温和、持久等优点。中医还有针灸、按摩、拔罐、外用药等方法，很有特色和优势，具有降低血糖、减少不良反应和西药用量、改善症状、防治并发症的作用，为糖尿病患者的治疗提供了更多的选择，使治疗方式实现可长期应用、更有效、剂量最小化成为可能。

西医在治疗糖尿病方面已经发展成一个系统的治疗体系，在降糖、降压、降脂方面比中医快。它对糖尿病的病因、病理研究已经发展到基因水平，对治疗药物的适应证、禁忌证都有比较明确的说法，在临床中易于操作。

其实，不论中医、西医，只要能减轻患者痛苦就可以。中西医结合疗效更好。

胰岛素会上瘾吗

胰岛素是西医治疗糖尿病的有力武器。有些糖尿病患者认为注射胰岛素便会像吸毒成瘾一样，再也摆脱不了，或认为胰岛素是最后一张王牌，用上胰岛素以后就没药可用了，不到万不得已，轻易不用。所以，在听到医生建议使用胰岛素治疗时往往顾虑很大，甚至拒绝使用，其实这种认识是完全错误的。

据调查发现：在西方发达国家中，有超过50%的2型糖尿病患者在接受胰岛素治疗，而在中国只有10%～20%的患者应用胰岛素。这并不是说中国的糖尿病患者不需要应用胰岛素，而是因为中国人对胰岛素的误解太深，中国的糖尿病教育工作做得还很不够。

人体之所以患糖尿病是由于各种因素导致人体自身分泌的胰岛素量绝对或相对不足，使得胰岛素不能有效地稳定血糖而引起的血糖升高。

1型糖尿病患者体内胰岛素极少或完全缺乏，必须依赖外源胰岛素的补充来维持血糖水平，胰岛素是 1 型糖尿病患者终生替代治疗不可缺少的药物。

2 型糖尿病患者往往存在胰岛素抵抗，即高胰岛素血症，胰岛素的效能不够，为了达到降低血糖的目的，胰岛 β 细胞处于高分泌、高负荷状态，并且口服降糖药并不能抑制胰岛 β 细胞功能衰竭。因此在胰岛 β 细胞功能严重衰竭时，口服降糖药不能控制血糖，必须使用外源胰岛素进行替代治疗。

此时不是因为用了胰岛素而上瘾后停不下来，而是病情自身发展所致。目前临床上对早期高血糖的 2 型糖尿病患者，阶段性采用胰岛素治疗，可使胰岛 β 细胞功能得到部分恢复，完全可停下使用胰岛素后，单用西药或中药控制血糖。并且据我们观察，对于这些患者，阶段性采用胰岛素联合中药治疗后，一些患者可以达到仅用饮食和运动疗法就能很好控制血糖的状态。总之，长期或短期应用胰岛素替代治疗是病情本身的需要，而不会引起胰岛素成瘾。

请问治疗糖尿病的中成药有哪些？如何选用

中成药使用方便，但并非"万应灵丹"，有的中成药中含有毒性药物，不能长期使用，如朱砂安神丸中含朱砂、冠心苏合丸中含青木香；有的含有西药成分，如消渴丸，每 10 粒消渴丸含格列本脲（优降糖）2.5 毫克，若与磺脲类药物同时服用，极易发生低血糖，危及生命。在剂型上一般不要选用蜜丸剂型，可以选择水丸、无糖颗粒剂，最主要的是要辨证用药。下面根据中医辨证论治的方法简单介绍一些治疗糖尿病的中成药，见表 1-5。

表1-5 治疗糖尿病的中成药

证候	症状	中成药
肝胃郁热证	口干、口苦，易怒等	加味逍遥丸、四磨汤口服液等
胃肠实热证	口干、大便干结等	三黄片、麻仁润肠丸等
脾虚证	乏力、饮食量少等	补中益气丸等
阴虚火旺证	口干、耳鸣、易怒、盗汗、体瘦等	知柏地黄丸、金芪降糖片等
气阴两虚证	乏力、口干、眼干、自汗、盗汗等	十味玉泉胶囊、黄芪颗粒等
阴阳两虚证	腰酸痛、怕冷、畏寒、阳痿等	金匮肾气丸加减
兼有瘀证	兼见唇舌紫暗等	银杏叶胶囊、愈风宁心滴丸、渴乐宁片等
兼有痰浊证	兼见大腹便便等	二陈丸等
兼有湿证	兼见大便黏滞不爽、舌苔厚腻等	加味保和丸等

 "药食同源"调理糖尿病

1. 糖尿病保健药膳

药膳是以传统中医理论为指导，根据患者的具体证候、症状等，将有治疗效果的中药与食材一起经过烹饪，制作出既美味可口，又有养生保健功效的食物。下面介绍几款适合糖尿病患者的药膳方。

【黄精鸡蛋面】

组成：面条200克，黄精15克，黄瓜50克，胡萝卜50克，鸡蛋1个，调料适量。

做法：先将黄精、黄瓜、胡萝卜洗净、切片；鸡蛋打入碗中搅碎。将切好的葱、姜、蒜煸香后，加入高汤、黄精、黄瓜、胡萝卜，用文火煮20分钟后，将面条放入锅中煮熟，鸡蛋打散煮熟，捞入碗内即可食用。

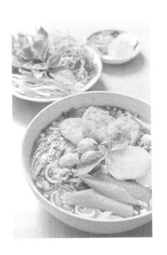

功效：具有调节血糖、血脂的作用，适用于大多数糖尿病患者。

【白豆蔻馒头】

组成：白豆蔻10克，茯苓10克，面粉400克，发酵粉适量。

做法：将白豆蔻去壳后与茯苓一起烘干，打成细粉，混合面粉、发酵粉，加水揉成面团，令其发酵，上笼蒸熟。

功效：补脾除湿，适于糖尿病脾虚湿盛、腹胀便溏者食用。

【怀山萝卜饼】

组成：山药粉50克，白萝卜250克，面粉250克，猪瘦肉100克，调料适量。

做法：将白萝卜洗净，切细丝，与瘦猪肉、葱、姜、食盐混合，调味，制成白萝卜馅；将面粉、山药粉加水适量，和成面团，擀成薄片，将萝卜馅填入，制成夹心小饼，放入锅内，烙熟即成。

功效：健胃、理气、消食、化痰、降血糖，适用于糖尿病胃轻瘫、食欲不振者。

【葛根粉粥】

组成：粳米 100 克，葛根粉 30 克。

做法：将葛根洗净后，切成片，加清水磨成浆，沉淀后取淀粉，晒干备用。粳米加清水适量，用武火烧沸后，转用文火煮，煮至米半熟，加葛根粉，再继续用文火煮至米烂成粥。

功效：现代研究发现，葛根中所含葛根素具有明显的降低血糖、血脂的作用，适用于各类型的糖尿病患者。

【生地黄粥】

组成：鲜生地黄 150 克，粳米 50 克。

做法：先将鲜生地黄洗净，捣烂，取汁，再煮粳米 50 克为粥，然后加入生地黄汁，稍煮服用。

功效：适用于气阴两虚型糖尿病患者。

【枸杞子粥】

组成：枸杞子 15～20 克，粳米 50 克。

做法：煮粥服用。

功效：适用于糖尿病肝肾阴虚者。

【天花粉粥】

组成：天花粉 30 克，粳米 50 克。

做法：将天花粉用温水浸泡 2 小时，加水 300 毫升，煎至 200 毫升，加入粳米 50 克，煮粥服用。

功效：适用于糖尿病口渴明显者。糖尿病孕妇禁用。

【沙参玉竹煲老鸭】

组成：沙参 30～50 克，玉竹 30 克，老雄鸭 1 只，调料适量。

做法：将上述食材加入葱、姜、盐少许焖煮，熟后食肉饮汤。

功效：适用于中老年糖尿病患者，特别是肺肾阴虚、口干咽燥者。

【特别提示】

以上养生药膳，虽有益于糖尿病患者，但进食时，仍要以控制热量为前提，尤其是食用养生粥品时，熬煮时间不宜太长，且进食速度宜慢，以避免血糖波动。

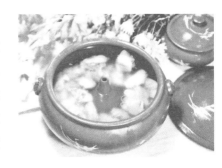

2. 糖尿病养生药茶

【黄芪山药煎】

组成与做法：生黄芪 30 克，怀山药 30 克，煎水代茶饮。

功效：适用于糖尿病偏脾肺虚弱者。经临床验证，该方对缓解临床症状及降血糖有一定疗效。偏肺胃燥热或兼外感者不宜。

【苦瓜茶】

组成与做法：鲜苦瓜 1 个，绿茶 3 克。将苦瓜洗净，切片，与绿茶一起用热水冲泡，分次饮用。

功效：适用于轻型糖尿病患者。

【地骨皮煎】

组成与做法：地骨皮 15 克，煎水代茶饮。

功效：适用于糖尿病之阴虚而热盛者。脾虚便溏者不宜。

【枸杞山药茶】

组成与做法：枸杞子 10 克，怀山药 10 克，煎水代茶饮。

功效：适用于糖尿病之偏气阴亏虚者，特别是乏力、口干症状明显者。

【明目饮】

组成与用法：枸杞子 10 克，谷精草 3 克，密蒙花 3 克，泡水代茶饮。

功效：适用于糖尿病出现视物模糊，辨证为阴虚肝火旺者。因谷精草、密蒙花两药药性偏凉，故怕冷、手脚冰凉，属于阳虚有寒者不宜。

【苦菊饮】

组成与做法：鲜苦瓜 60 克，菊花 10 克，鲜芹菜 250 克，加水煎约 20 分钟，每日 1 剂，代茶频饮。

功效：清热降糖，降压减脂，适用于肝胃郁热型糖尿病患者，合并高血压者尤为适宜。脾虚便溏者不宜服用。

【菊花决明茶】

组成与做法：菊花 20 克，草决明 50 克，共为粗末。每日 1 剂，开水冲泡代茶饮。

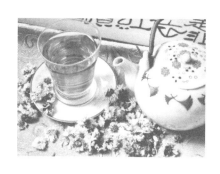

功效：清肝明目，润肠通便，适用于头晕目眩、溲赤便秘、失眠多梦者。

【翻白草泡水代茶饮】

组成与做法：翻白草 15 克（或鲜者 5 至 7 棵）水煎服，以药代茶，每天喝 1500 毫升以上。

功效：现代医学研究证明，翻白草含有多种活性成分，具有降血糖、抗菌、止泻、免疫抑制、抗肿瘤作用。但是翻白草有别于委陵菜，购买时注意鉴别。

【特别说明】

以上药茶对糖尿病患者血糖及症状有改善及辅助调节作用，但不能代替降糖药物，患者切勿自行停用药物治疗。

针刺和艾灸为何能治糖尿病

针刺治疗糖尿病在中医典籍中早有记载。如《针灸甲乙经》中载有"消渴，身、面目黄，意舍主之；消渴嗜饮，承浆主之；消渴，腕骨主之……"之后《医学纲目》《针灸大成》等医籍都记载了针灸治疗糖尿病的穴方。近年国内外有关针刺治疗糖尿病的报道日渐增多，关于针刺对糖尿病的作用可归纳为以下几个方面：

1. 针刺可使胰岛素水平升高，胰岛素靶细胞受体功能增强，加强胰岛素对糖原的合成代谢及氧化酵解和组织利用的功能，从而起到降低血糖的作用。

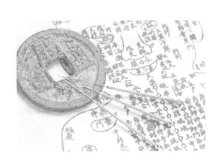

2. 针刺后糖尿病患者 T_3、T_4 含量下降，表明血液中甲状腺素含量降低，从而减少了对糖代谢的影响，有利于降低血糖。

3. 针刺可使糖尿病患者全血比黏度、血浆比黏度等血液流变异常指标下降，这对改善微循环障碍，防止血栓形成，减少糖尿病慢性并发症有重要意义。

4. 针刺能够调整中枢神经系统，从而影响胰岛素、甲状腺素、肾上腺素等分泌，有利于糖代谢紊乱的纠正。

针灸治疗糖尿病时应注意什么

唐代大医孙思邈指出："凡消渴病经百日以上者，不得灸刺，灸刺则于疮上漏脓水不歇，遂成痈疽。"这是在告诫后人，针灸治疗糖尿病时应严格掌握适应证及禁忌证。一般在下列情况下不宜针刺：

1. 糖尿病急性代谢紊乱时，如糖尿病酮症酸中毒或糖尿病高渗昏迷时。

2. 糖尿病合并有皮肤感染、溃疡者。

3. 饥饿、疲劳、精神紧张时。

4. 糖尿病孕妇。

5. 晕针者。

另外，针刺前要认真检查针具，严格消毒，根据所取部位，让患者尽量采取舒适的体位，针的朝向应避开血管。针刺的方向、角度、深度，都要适当掌握，以免发生意外事故。

艾灸是以艾绒或以艾绒为主要成分制成的灸材，点燃后悬置或

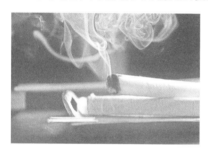

放置在穴位或病变部位，借助热力以及药物的作用激发经气，达到防治疾病目的的一种外治方法。艾灸法具有温经散寒、消瘀散结、防病保健的作用。

糖尿病主要艾灸穴位：中脘、足三里、脾俞、神阙、曲池。

操作：将点燃的艾条对准穴位，以施灸部位有温热舒适感为度，每穴每次艾灸约 10 分钟，以灸后穴位局部皮肤潮红为度。每日 1 次，10 次为 1 疗程。

 ## 自我按摩调百病

穴位按摩可以疏通经络，调整脏腑，但对于各种出血性疾病、

妇女月经期或妊娠期腰腹、皮肤破损及瘢痕等部位禁止按摩。力度以局部酸胀为宜，一般每日 2~3 次。

1. 常规按摩法

两手相叠或用拇指揉按、点按，常用穴位有中脘、关元、足三里、合谷、太溪、期门、肾俞、三阴交、血海、梁丘、承山、天枢、支沟等。

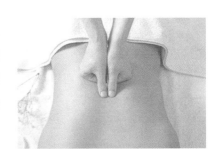

2. 振腹法

先把手抱成一个球状，两手的小指冲下，拇指冲上，两个掌根冲里。将掌根放在大横穴上，小指对在关元穴的位置。把手微微下压，然后上下快速颤动，频率为每分钟大于 150 次。可选择在饭后半个小时或者睡前半个小时做，一般做 3~5 分钟。可降糖、降压，治疗便秘。

3. 摩腹法

正坐，双手叠掌置于腹部，以肚脐为中心摩腹约 10 分钟，以腹部发热为佳。

4. 轻拍四肢

正坐，双手由近心端向远心端拍四肢约 5 分钟。

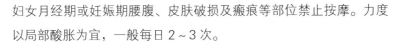 听说耳穴能治病，糖尿病有什么耳穴保健方法吗

耳与脏腑经络有着密切的关系。各脏腑组织在耳廓均有相应的反应区（耳穴）。耳穴就是分布于耳廓上的腧穴，当人体内脏或躯体有病时，耳穴就会出现压痛、结节、变色、导电性能改变等。刺激耳穴可以防治疾病。主要耳穴及操作如下：

主穴：胰、脾、内分泌、缘中。

配穴：肺、肝、胃、神门、肾上腺。

操作：主穴每次取 3～4 穴，配穴取 1～2 穴。将王不留行籽 1 粒，在选定耳穴上寻得敏感点后，即贴敷其上，用食、拇指捻压至酸沉麻木或疼痛为得气。此后，每日自行按压 3 次，以有上述感觉为宜。每次贴一侧耳，两耳交替。每周贴敷 3 次，10 次为一疗程。疗程间隔 5～7 日。

糖尿病脚麻、脚凉的克星——腿浴疗法

腿浴疗法就是将一定处方的中药加清水煎煮后，利用蒸气熏疗、热效应、皮肤渗透等作用，浸泡腿部而产生治疗作用的防治疾病方法，尤其适用于糖尿病周围神经病变、糖尿病周围血管病变或局部肢体病变。

1. 糖尿病泡洗主方

方药：桂枝 50 克，知母 80 克，苍耳子 80 克，玉竹 80 克，五味子 30 克，苦参 100 克，黄精 30 克，仙灵脾 30 克，鬼箭羽 50 克，生地黄 80 克，黄柏 80 克，丹参 60 克。

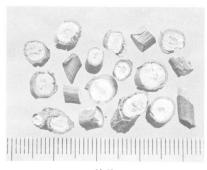
桂枝

功效：配合降糖药物使用，可起到稳定血糖的作用。

方法：上药加水适量，煎煮 30～45 分钟，滤出煎液。先以药雾熏洗患肢，待药液温度适宜再浸泡患肢，药液凉后再加温熏洗。每日 1 次，1 次 1 剂，每次 20～30

分钟，10剂为1疗程。

2. 糖尿病周围神经病变泡洗方

糖尿病周围神经病变往往表现为下肢凉、麻、疼痛等一系列症状。此方也可用于糖尿病周围血管病变导致下肢循环障碍，出现疼痛、水肿、皮色暗，以及糖尿病足1期皮肤无破损者。

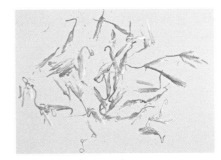

红花

方药：红花30克，苏木30克，透骨草30克，炮附子15克。

功效：温经、活血、通络，改善血循环。

加减用药：糖尿病周围血管病变，瘀血较重者，可加入乳香15克，没药15克，加强活血化瘀之力；下肢筋脉拘挛较重者，可加入木瓜30克，伸筋草30克，舒筋活络；冷痛麻木甚者，加桂枝30克，川乌30克，草乌30克；烧灼感甚者加金银花30克，赤芍20克；麻木甚者加全蝎10克，蜈蚣5条。

3. 糖尿病皮肤瘙痒症泡洗方

特别是年纪较大的糖尿病患者易发生皮肤瘙痒，是由于阴血亏虚、生风化燥所致，腿部多见，也可见于身体其他部位，患者常在脱衣睡觉时瘙痒最甚。

方药：生地黄15克，当归15克，白蒺藜15克，白鲜皮15克，地肤子30克，苦参30克。

功效：养血息风，养阴止痒。

【特别说明】

瘙痒部位泡洗后适量涂抹凡士林等润滑油膏保护皮肤；若搔抓

处皮损明显，不宜长时间浸泡，可改为药物热敷，即用消毒纱布7～8层蘸药汤敷于患处，待纱布将干未干之时，另用1块消毒纱布蘸药液淋渍患处，持续20～30分钟。注意，水温不宜过热。上肢皮肤瘙痒同样可以采用泡洗方法；而胸腹部位瘙痒，不便泡洗者，可采用药液热敷法。

【注意事项】

（1）严格控制水温及浸泡时间。通常采用水温37℃，浸泡时间20～30分钟。在家中自行操作时，若无水温计，应以家中健康人用手试水温，温和即可。

（2）如出现红疹、瘙痒等过敏症状，立即停止用药，必要时可口服氯苯那敏（扑尔敏）、西替利嗪等抗过敏药物，切勿搔抓，避免皮肤破损感染。

（3）如因浸泡时间过长、水温过热导致局部皮肤烫伤，出现水疱或破损，立即停止泡洗治疗，并局部消毒处理。

（4）禁忌证：浸泡局部有皮肤破损；患者对其中药物成分有过敏。

中医运动疗法调理糖尿病

目前，中、西医治疗糖尿病均强调运动疗法，然而西医是通过运动达到消耗能量的目的，中医的运动疗法则强调动静结合，因人而异，胖人应多运动，而瘦人则应强调"养"，避免剧烈运动。通过运动可使糖尿病患者对胰岛素敏感性增高，促进全身组织比静息时更多利用血糖，从总体上降低血糖。运动还可加速脂肪代谢，有利于减轻体重，预防糖尿病心脑血管并发症。在运动形式上，通常采用太极拳、太极剑、八段锦、五禽戏、保健气功等传统健身法，通过动静结合、调息、运气、放松、入静的修身锻炼，可以疏通经络、调和气血，改善全身失调和紊乱状态，增强体质。气功的锻炼周期长，需要慢慢见效，既不迷信又能坚持，久之必然有益健康。现介绍常用的、易于掌握、可以长期练习的八段锦口诀，此功法动作简单，长期坚持对五脏有较好的调理作用，具体动作大家可以自行搜索，或查阅本丛书的另一本《中医教你学养生》。

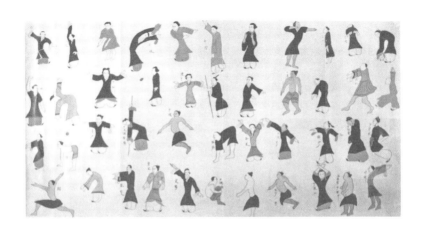

【八段锦口诀】

两手托天理三焦，左右开弓似射雕。

调理脾胃须单举，五劳七伤往后瞧。

摇头摆尾去心火，两手攀足固肾腰。

攒拳怒目增气力，背后七颠百病消。

痛　风

痛风是人类最古老的代谢性疾病之一，多见于社会上层人士，是一种"富贵病"。足大趾关节疼痛是典型的临床表现，主要因为血液中尿酸长期增高，尿酸盐结晶沉积在关节，遇到风寒湿热邪气的侵袭，痹阻经络出现关节红肿热痛，活动受限，病情严重的会导致关节畸形，甚者长期发展引起尿酸性肾病、肾功能不全。痛风与内科慢性病糖尿病、高血压、高脂血症等互相影响，引起心脑肾等人体重要脏器的并发症，严重者危及生命，必须引起高度的重视。

 ## 富贵病，人人"招"

随着人们生活水平的提高，饮食结构的改变，通风发病呈逐年上升趋势。据统计，目前我国高尿酸血症患者人数已达 1.2 亿，其中痛风患者超过 7500 万人，而且正以每年 9.7% 的年增长率迅速增加，呈现出年轻化趋势。痛风已经成为我国仅次于糖尿病的第二大代谢类疾病，肆意吞噬着人们的健康。可见，这病是人人招，非常多见。作为一种内科慢性病，一旦诊断明确，患者要实现健康的生活，就需要长久坚持，去除诱发因素，防止急性发作。

此痛非彼痛，痛之让刻骨

高尿酸血症是痛风发作的始动因素，在这个阶段，主要是生化指标的改变。好多人虽然年年体检，发现血尿酸高也不会特别重视，尤其是男性居多，为什么呢？主要是这个时期没有痛苦的临床表现，仍然该吃吃，该喝喝，没有未病先防的概念。一旦发生急性痛风，要让患者描述关节疼痛的症状，那都是记忆犹新，永生难忘，痛风带来的疼痛像似骨头被针扎一样，难以忍受。13 世纪甚至认为此病是由于魔鬼啃咬脚趾所致，那真是要人的命呢！

痛风原因多，您"摊上"哪几个

痛风的发生具体原因现在还是不明确，但总体来看，男性多于女性，年长的多于年轻的，肥胖营养过剩缺乏锻炼的多，从事脑力劳动经常有应酬的多，喝酒的比不喝酒的多，家族里有痛风病史的发生率较没有家族史的多。从中医来讲，首先是吃，吃得不对路，没有规律，容易导致此病，如有人经常外出应酬，喝酒吃肉，导致胃肠负担过重，正应了中医古籍所说"饮食自倍，肠胃乃伤，内伤脾胃，百病由生"。由此可见，吃很关键，饮食不节，会损伤脾胃，脾胃运化失司，则内生痰湿，导致各种怪病。其次是体质因素，有家族通风病史者，家族基因缺乏代谢尿酸的酶，这即为内因，属于先天禀赋不耐，脾胃虚弱，运化不足，肾气亏虚，难以分清泌浊，浊毒内生。若恰逢外感风、寒、湿、热之邪侵袭人体，痹阻经络，导致气血运行不畅，也会导致痛风。

"风"来迅速，应对有数

痛风这种内科病一旦遇上，一定要正确认识疾病本身的特点，做到心中有数，只有知己知彼，才能百战百胜。

此病用"风"来描述，是因为风性善行而数变，来得急，变化也快。

痛风患者先是处于无症状的单纯的血尿酸增高期，这个时期有的患者很快就发作痛风，但是有的患者尿酸七八百仍然毫无感觉。很快发生痛风的倒不怕，因为这样可以给患者提个醒，生活各个方面该注意了，怕的是对痛风反应迟钝，不病则已，一病就是大病的人。

接下来就是急性发作期，发病多有诱因，或者喝酒，或者吃海鲜，或者涮肉等，往往夜间突然发病，关节红、肿、热和压痛，疼痛剧烈，行走受限，伴有全身无力、发热等。可持续一周左右。急性期经过治疗后有的患者控制有方，不再发作，但有的患者不注意，导致再次发作，病情反复，发作间隔变短，渐渐转成慢性关节炎，迁延难治。

 ## 既病防"变"要谨记

痛风作为代谢性疾病之一，血尿酸在体内广泛分布，其主要是通过肾脏排泌经小便排出体外。因此，痛风最常见的内脏并发症就是痛风性肾病，主要病变是尿酸盐沉积于肾脏小管间质等部位，长期累积，会引起肾脏功能受损，严重者甚至会引起慢性肾功能衰竭。还有就是尿酸性肾结石，是由于尿液持续呈酸性，尿中饱和的尿酸形成结晶沉积所致。无论哪种情况，严格控制血尿酸水平这个始动因素是关键，还要多饮水，碱化尿液，监测尿液 pH 值，防止出现并发症。

要想身体好，喝水不可少

水是维持人体健康的重要营养物质之一，人体就是一个大水包，水占成人体重的 60% ~ 70%。喝水无论是对于健康人还是病人来说都非常重要，一个健康人每天平均需要 1000 ~ 1200 毫升的水，不同的季节有差异，专家认为，喝水的总原则是一天不能少于500 毫升，但也不要超过 3000 毫升。

对于血尿酸高、痛风的人，每天必须保证饮水量，起码 2500毫升以上，根据心肾功能有所调整，检测尿液 pH 值，在 6.5 ~ 6.8利于尿酸排泄。在水的选择上，建议选择弱碱性水，或者中药茶饮，或者白开水，具体根据个人情况选择，绝不能因为工作忙而忘了喝水。药物治疗是一个方面，没有水的携带，只吃药不喝水尿酸是排不出来的。

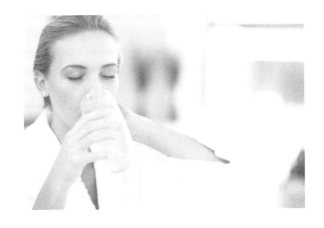

戒酒！戒酒！以茶代酒

酒文化作为一种特殊的文化形式，在传统的中国文化中有其独特的地位。中国人有无酒不成席的说法，每逢佳节及特殊的喜庆节日，亲朋好友相聚，大家都愿意喝上几杯。烘托喜庆的气氛是好事，但是对于痛风患者来讲决不能心存侥幸，遇到这些场合，一定时刻警醒自己：健康的身体是自己的，病情发作受罪的是自己，不能好面子，可以以茶代酒，不能贪杯。有的人会说，啤酒嘌呤多不喝了，喝点白酒或者红酒不要紧吧？总不能一点儿不让沾了吧？酒

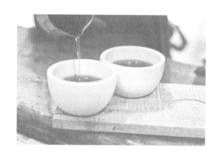

分为蒸馏酒（即白酒）和非蒸馏酒（红酒、啤酒、黄酒），其中非蒸馏酒嘌呤含量高。啤酒和红酒含有较高的嘌呤，但是红酒含有抗氧化剂、血管扩张剂、抗凝剂，《柳叶刀》杂志发现"适量的红酒能够轻微地降低尿酸"。从中医的角度来讲，"酒者，水谷之精，熟谷之液也，其气剽悍"，酒性属热，能温经散寒，行气活血，少量喝对人体有一定好处。痛风病人倒也不是一点儿不能喝，但要在定期的检查评估后，若指标允许才可以少量喝。

 "会吃"才能健康

得了痛风，这不让吃，那不让吃，让人很烦恼。特别是孩子家长，生怕孩子营养不良，在这种氛围下，孩子也觉得生活没有了意

义，其实大可不必这么极端。从日常生活入手，饮食合理搭配，完全能满足机体生长发育的需要。根据 100 克食物中含嘌呤的毫克数，可将食物分为 4 类：

第一类是富含嘌呤的食物（>100 毫克/100 克）：主要有动物内脏、肉汤、肉酱、啤酒、贝类、沙丁鱼等。

第二类是含嘌呤较多的食物（50～100 毫克/100 克）：包括大部分鱼类、禽类及少部分豆类。

第三类是含一定嘌呤的食物（25～50 毫克/100 克）：主要有牛肉、羊肉、猪肉、鸡肉、虾蟹、花菜、菠菜、四季豆、蘑菇、花生、大豆。

第四类是少含或不含嘌呤的食物（<25 毫克/100 克）：大部分水果、蔬菜、牛奶、鸡蛋、茶、果汁、米类、麦含嘌呤不高，可以放心食用。

痛风患者原则上应不食或少食一类食物，多食四类食物，对二、三类食物根据尿酸水平决定，每日摄入嘌呤应限制在 100～150 毫克以下。

中医病证结合，"调"字最关键

经历了这么多年的发展，西医治疗进展缓慢，国内使用的药物主要有两类：其一是抑制尿酸生成药，有别嘌醇、非布司他。其二是促进尿酸排泄药，有苯溴马隆、丙磺舒，还有其他对症药如止痛药、秋水仙碱、碳酸氢钠等。西药因副作用大，患者不能长久坚持。中医按照个体特点，辨病辨证论治，从根本上调和病理状态的机体，优势突出。依据痛风发作的临床特点，将其分为四个证型，见下表1-6：

表1-6　痛风的临床辨证分型与论治

辨证分型	临床症状	舌象、脉象	治法	处方加减
湿热蕴结	下肢关节猝然红肿热痛、拒按，触之局部灼热，得凉则舒。伴发热口渴，心烦不安，尿黄	舌红，苔黄腻，脉滑数	清利湿热，通络止痛	四妙丸加减
瘀热阻滞	关节红肿刺痛，局部肿胀变形，屈伸不利，肌肤色紫暗，按之稍硬，病灶周围或有硬结，肌肤干燥，皮色暗黧	舌质紫暗或有瘀斑，苔薄黄，脉细涩或沉弦	活血化瘀，通络止痛	身痛逐瘀汤合四藤一仙汤加减
痰浊阻滞	关节肿胀，甚则关节周围漫肿，局部酸麻疼痛，或见硬结不红。伴有目眩，面浮足肿，胸脘痞闷	舌胖质暗，苔白腻，脉缓或弦滑	化痰祛浊，散寒止痛	薏苡仁汤合二陈汤加减
肝肾阴虚	病久屡发，关节痛如被杖，局部关节变形，昼轻夜重，肌肤麻木不仁，步履艰难，筋脉拘急，屈伸不利，头晕耳鸣，颧红口干	舌红少苔，脉弦细或细数	祛风湿，补肝肾，活血通络	麦味地黄汤合芍药甘草汤加减

中草药治疗需要依据病情变化到医生那里调整处方，不要轻信偏方和秘方，防止贻误病情。

中成药合理选

中医药治疗痛风以清利湿热、活血通络为原则，加之有些中药能够促进尿酸排泄，所以中成药使用比较普遍，一定程度上可缓解病情，临床应该合理选择，具体见表 1-7：

表 1-7　痛风常用中成药举例

药名	组方	适应证	功用	用法
四妙丸	苍术、黄柏、牛膝、薏苡仁	关节肿痛，湿热证	清利湿热	一袋（6克），日二次，温水服
痛风定胶囊	鸡血藤、九节风、白通草、花椒根等	湿热瘀阻，关节红肿热痛，伴口渴心烦、小便黄等	清热祛湿，活血通络定痛	3~4粒/次，3次/日
新癀片	肿节风、三七、人工牛黄、猪胆粉、肖梵天花等	关节红肿热痛，痛风急性期，热毒较重	清热解毒，活血化瘀消肿止痛	口服，一次2~4片，一日3次
舒筋活血丸	土鳖虫、红花、桃仁、牛膝、骨碎补、续断、熟地黄、白芷等	关节疼痛日久，瘀血较重的慢性痛风	舒筋通络，活血止痛	一次1丸，一日2次，温水送服

中成药还有雷公藤多苷片、金匮肾气丸等，品种较多，可以在医生的指导下选择应用。

中医外治简而效

中医外治疗效独特、作用迅速、历史悠久，具有简、便、廉、验之特点，在痛风的治疗上应用很多。现列举三种常用的疗法，患者可以在专业医生的指导下应用。

首先是针灸，痛则不通，不通则痛，针灸活血通络，缓解痛证效果非常好。痛风患者可以采用局部刺络放血加体针疗法相结合，

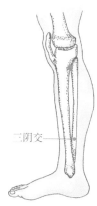

三阴交

辨证取穴、整体取穴与局部取穴结合。局部取穴如在跖趾关节，可取行间、太冲、内庭、公孙；如在踝关节，可取中封、三阴交、丘墟；如在膝关节，可取梁丘、血海、鹤顶、阳陵泉、足三里。可改善局部血液循环，减轻局部疼痛和肿胀。整体取穴，可取足三里、上巨虚、阳陵泉、丰隆、曲池、手三里、三阴交等，可以改善机体的新陈代谢能力。

其次是熏洗，利用药物煎汤的热气在患处进行熏蒸、淋洗，借助药力和热力，通过皮肤、黏膜作用于肌体，促使腠理疏通、脉络调和、气血流畅，从而达到治疗疾病的目的。在医生的指导下，依据当时局部的表现配备熏洗方制备熏洗药液。使用时药液温度不宜过高，以免烫伤，熏洗过程中应保暖，防止外感，洗后不必洗净，待其自然干，以便保持药效。

再次是局部贴敷，药物直接作用于患处，通过透皮吸收，作用直接，直达病所，疗效明显，操作简单，易学易用。对于热毒较重的用如意金黄散加减，寒湿较重的用乌头煎加减。

药膳渐近，痛风渐远

中医讲药食同源，是病三分治七分养，痛风也一样，关键在于平时的吃和养。日常生活中，很多药就是我们吃的菜，针对性地选择利于尿酸排泄的种类，吃出健康，把病吃走，可谓是一箭双雕，何乐而不为呢？下面列举5款适合痛风病人吃的药膳，可以在日常试用。

【百合汤】

组成及用法：百合25克，煎汤，每日1剂，可长期服用。

功效：润肺止咳，宁心安神。百合含有秋水仙碱等成分，对痛风性关节炎有防治作用。

【百前蜜】

组成及用法：百合15克，车前子20克，煎水约500毫升，加蜜一勺，调匀服，每日1剂。

功效：补肺益气，健脾利尿。车前子可利尿酸排出，防止痛风性关节炎发作。

【赤小豆薏仁粥】

组成及用法：赤小豆50克，薏苡仁30克，熬粥服，每日1剂。

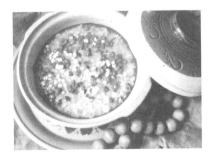

功效：补益脾胃，利尿渗湿。有促进尿酸排出作用。

【土茯苓粳米粥】

组成及用法：土茯苓50克，粳米50克，先将土茯苓煎成药液，再入粳米熬成粥，每日1剂，可经常服用。

功用：清热解毒，利湿通络。土茯苓可增加血尿酸的排泄。

【山慈菇蜜】

组成及用法：山慈菇6克，煎水适量，加蜂蜜一勺，调匀服，每日1剂。

功用：解毒化痰，散结消肿。山慈菇含有秋水仙碱等成分，适用于湿热型急性痛风发作期，不宜长期应用。

五大误区要"毙掉"

痛风一旦患上，是个持久战，并非一日之功，俗话说得好，"病来如山倒，病去如抽丝"，要想取得好的疗效，就要谨遵医嘱，从生活的各个方面注意，避免因为固执己见而耽搁治疗，将小病拖成大病。下面对于日常生活中对痛风认识的5个常见误区予以列举：

1. 误区一：药物有副作用，单纯饮食控制最安全

其实无论是中医还是西医，各有所长，不能太固执，该用西药用西药，该用中药用中药。事实上，食物产生的尿酸的数量有限，不足以引起痛风，限制饮食只能缓解痛风，有的患者甚至一点肉都不敢吃，导致饮食过于单调，引发营养不良。

2. 误区二：痛风发作期使用抗生素

有些痛风性关节炎急性发作期的患者，看到关节红肿热痛，误以为是细菌感染，不去就医，自己随便吃些抗生素，希望病情能缓解。实际上，痛风的关节炎属于非感染性炎症，抗生素对尿酸的代谢是不起作用的。而非甾体类消炎止痛药能起到非常好的止痛效果。

3. 误区三：痛风只有中年男性才会患

从实际临床看，的确95%的痛风患者是男性，且多发于30岁以上者。但是随着人民生活水平的提高，饮食结构的改变，很多20岁以下的年轻人患痛风的越来越多。所以，不能因为年轻，就掉以轻心，狂吃海喝，不注意控制饮食，使自己变成痛风高发人群。对于女性来讲，由于雌激素的保护，绝经前患痛风的概率比男性低很多。但是绝经后，差异基本消失，所以老年女性也要注意。

4. 误区四：痛风发作时立马用降尿酸药

痛风发作时，局部的炎症反应引起血尿酸大量在关节周围沉积，此时会造成一种假象，就是血液里面的尿酸不高或者比平常低很多，如果此时强行降尿酸，会使得关节炎周围的尿酸盐溶解，加重关节炎的症状，因此，降酸治疗应该在症状控制10天左右开始，而不是急性发作期。

5. 误区五：服药能溶解痛风石

痛风石一旦形成，就是一个实质性的包块，吃药是溶解不了的，关键是控制痛风发病，不让石头慢慢长大，如果大到影响关节功能，可以手术摘除，对于反复发作的顽固的痛风石，可以采取针刀镜下微创清理冲洗，减少复发。

以上是痛风治疗过程中五大常见误区，其他的就不一一赘述，希望大家对此引起注意，保护自己，保护家人。

【注意事项】

痛风是个慢性病，医患良好的沟通与配合是治疗的基础与桥梁，患者既要有战胜疾病的信心，还需要长期坚持与规律控制，才能达到治愈的目的。

恶性肿瘤

肿瘤是我们身体局部的组织细胞异常增生形成的新生物。我国古代医家根据各种肿瘤的特点，将其称为"岩""积""瘤"等。恶性肿瘤具有细胞分化和增殖异常、生长失控、不断浸润、到处转移等生物学特征，会对人体的正常组织造成严重的损害，影响各个器官正常功能的进行，使人严重消瘦、疲乏无力，并伴有出血、发热、疼痛等一系列症状，最终全身各系统衰竭而走到生命的尽头。虽然恶性肿瘤很难缠，但医疗水平也在不断进步，近年来在中医、西医的共同努力下，恶性肿瘤患者的生存期得到了延长，生存质量得到了改善。因此，不要再"谈癌色变"，让我们一起来认清它，最终战胜它！

 ## 肿瘤"家族"那些事儿

在上面的案例中，医生告诉王小姐，大家口中的"癌症"是对恶性肿瘤习惯上的泛指，但并不是所有叫"瘤"的病都属于恶性肿瘤。肿瘤"家族"是个大家庭，其中有性格"温和"的，也有性格"暴躁"的。

性格"温和"点的肿瘤被称为良性肿瘤，通常生长缓慢，常保持于其起源部位。肿瘤常有包膜，呈膨胀性生长，边界清楚，不浸润周围组织，肿瘤分化好，色泽及质地接近正常相应组织。能手术切除的良性肿瘤日后一般不复发或仅少数复发，不转移，通常预后较好，一般不会引起宿主（即人体）死亡。

而那种"暴躁"的肿瘤就被称为恶性肿瘤，通常生长迅速，呈浸润性生长，可破坏周围组织，无包膜或仅有假包膜，肿瘤分化差，组织及细胞形态与正常组织相差甚远，呈现异形性，排列紊乱，肿瘤内多出现继发性改变，如出血、坏死、囊性变、感染等。手术切除后，常复发，并容易转移，对周围组织造成广泛破坏，常会导致死亡。

在医学上，"癌"是指起源于上皮组织的恶性肿瘤，仅是恶性肿瘤中最常见的一类。

肿瘤家族成员依据其组织来源或部位来命名，良性肿瘤一般是在起源组织后加一个"瘤"字，如脂肪瘤、乳腺纤维瘤等。来源于上皮组织如皮肤、胃肠道、黏膜上皮、腺上皮等的恶性肿瘤被称为"癌"，例如胃癌、皮肤癌、肠癌、甲状腺癌、乳腺癌、胰腺癌等。来源于间叶组织的恶性肿瘤被称为肉瘤，如横纹肌肉瘤、纤维肉瘤、骨肉瘤等。还有一些恶性肿瘤不按上述原则命名，如淋巴瘤、肾母细胞瘤、黑色素瘤、恶性畸胎瘤等。

肿瘤的基本特征之一是细胞的异常分化。分化指原始干细胞在发育中渐趋成熟的过程。通过分化，细胞在形态、功能、代谢、行为等方面各具特色，各显其能，从而形成不同的组织和器官。在肿瘤病理学中，肿瘤分化程度指肿瘤细胞与其起源成熟细胞的相似程度。在形态、功能、代谢、行为等方面，肿瘤细胞越相似于正常细胞，则分化程度越高。肿瘤的细胞分化程度是鉴别肿瘤良恶性的主要依据。即便是恶性肿瘤，也有高、中、低分化程度的不同。分化程度越高，恶性度越低，预后越好。

恶性肿瘤也曾经是"良民"

恶性肿瘤一旦出现,后果非常严重,因为它不仅自己不能正常行使功能,还影响别的正常细胞行使功能,最可怕的是它生命力顽强,队伍壮大得很快,到处转移打游击,我们身体内的警察——免疫系统拿它没办法,最终就把我们的身体搞崩溃了。

那这些"暴徒"从哪里来的呢?外来物种入侵的吗?不是的,恶性肿瘤不同于细菌、病毒等外来入侵的敌人,构成恶性肿瘤的癌细胞其实原本就是我们身体正常细胞变异、转化而来。它们本来也是"良民",老老实实、安分守己地各司其职,后来受了一系列"刺激",产生了一系列的突变,就从"良民"黑化成"叛徒"了。

正常细胞在机体生长或修复的时候会分裂,每一次分裂都会随机产生突变。受"刺激"越多,组织就越可能受到损伤,就越需要更多的修复。修复次数越多,产生突变的概率就越大,形成恶性肿瘤的可能性就越大。这些"刺激"包括化学、物理、生物等方面的各种致癌因素。

化学致癌因素:机体与一定量的某些化学物质长期或反复接触后,可能会引起肿瘤,常见的有煤焦油、粗石蜡油、芳香族胺类、亚硝胺类、偶氮染料等。吸烟是最常见的化学致癌因素,烟草中有几十种致癌物。吸烟能诱发许多癌症,比如口腔癌、膀胱癌、肺癌、胃癌等。腌制、烧烤的食品中含有多种致癌化学物质,会诱发胃癌。

物理致癌因素:包括热、紫外线、放射线、机械刺激等因素。如多次烫伤及创伤引起的组织增生,有时可以形成癌。又如经受放射线照射后,发生皮肤癌、白血病的危险性会增高。石棉与恶性间皮瘤、肺癌等发生关系密切。

生物致癌因素：包括病毒、真菌、细菌等，这些微生物的存在也会使机体处于慢性反复的损伤－修复过程，最终有可能导致癌症的出现。例如：自然界中广泛存在的真菌——黄曲霉菌，其产生的黄曲霉素是强致癌物质，对肝癌有较强的诱发性；乙型肝炎病毒感染患者中有一部分人会最终进展成肝癌；EB 病毒感染和鼻咽癌、淋巴瘤的发生关系密切；人乳头瘤病毒（HPV）与宫颈癌关系密切；幽门螺杆菌的感染和胃癌关系密切。

可以肯定地说，癌症不是传染病。传染病是指病原体能够通过各种途径传染给他人的疾病。而癌症患者不是传染源，经动物实验、临床实验都已证实，癌组织并不能直接种植在另一个人身上而存活乃至进展为肿瘤。长期接触肿瘤患者的肿瘤医院医护人员，他们的癌症发病率也不比一般人群高。肿瘤的发生主要与生活环境、生活习惯、体质状态等个体因素相关。所以如果家人、朋友得了癌症，不要有顾虑，要多和他们在一起，奉献温暖与爱心，帮助他们走出癌症的阴影。

癌症是否与家族遗传有关，这是一个十分复杂的问题，目前是一个尚未完全解开的谜。就目前的研究来看，癌症不是直接遗传性疾病，但确有少数癌症的发病有家族聚集的倾向，家族中有人患癌，其子女患癌的概率可能比一般人要高。比如家族性结肠息肉具有遗传倾向，这种结肠息肉有恶变的概率，患者需要提高警惕。肿瘤的发病机制非常复杂，遗传因素只是其中一个内因，恶性肿瘤的发病是由多个内、外因综合作用的结果，并不是由一个遗传因素决定的。因此，即便家族中有人不幸患了肿瘤，也不要焦虑，切不可胡思乱想，要保持身心愉悦，保持良好的生活习惯。

远离"癌状态"，让恶性肿瘤没有"造反"机会

恶性肿瘤的发生发展需要有适宜的环境，这就好比种子与土壤之间的关系。即便是同一种子，在不同的土壤中生长，也会发生不同的变化。人体由细胞构成，每一个细胞就像一粒种子。如果人体处于一种健康的状态下，就好比拥有肥沃的土地、充足的水分，种子就会茁壮成长；否则，即使品种优良也没有用，最后还是长不好，只能变化产生"癌"。现代研究认为，恶性肿瘤是一种状态，是一种人与自然之间、人体内部五脏六腑之间的失衡。"癌状态"不是一朝一夕形成的，癌细胞是在机体生存环境长期恶化情况下逐渐"叛变"的。如果我们能在"癌状态"形成前远离其发生的危险因素，或者在"癌状态"形成的早期及时扼杀其发展的可能，那么在恶性肿瘤最终演变到不可收拾的地步之前，我们还是有很多机会挽救它。总之，应对恶性肿瘤，最重要的在于预防，不要给它"造反"的机会。

造成"癌状态"的根本原因在于现代人的生活习惯违背了自然规律，正如古人所言："上古之人，其知道者，法于阴阳，和于术数，饮食有节，起居有常，不妄作劳，故能形与神俱，而尽终其天年，度百岁乃去；今时之人不然也，以酒为浆，以妄为常，醉以入房，以欲竭其精，以耗散其真，不知持满，不时御神，务快其心，逆于生乐，起居无节，故半百而衰也。"这些不良的习惯是导致当今社会癌症病人增多的主要因素。如果不及时纠正这种状态，正气受损，脏腑功能失调，气血运行不畅，导致癥瘕积聚的产生，癌肿自然会形成。

饮食是人体生存、成长和维持健康所不可缺少的营养来源。但饮食要有规律和节制，饥饱要适宜，饮食要讲究卫生，饮食营养要全面，不宜偏嗜。饮食所伤，往往影响脾胃功能，聚湿、生痰、化热或变生他病，这都是肿瘤形成的重要病机。古人很早便认识到饮食与肿瘤的发生有一定的关系。如"凡人脾胃虚弱，或饮食过度或生冷过度，不能克化，致成积聚结块。""过餐五味，鱼腥乳酪，强食生冷果菜停蓄胃脘……久则积结为癥瘕。"上论说明，饮食失节可使肠胃功能失调，导致不能消化饮食，积滞内停而成癥瘕积聚，即恶性肿瘤。

另外，中医学认为不当的饮食习惯或饮食偏嗜，往往给予机体某些不良的刺激，在肿瘤特别是消化道恶性肿瘤的病因中占有重要地位。如噎膈病（食管癌和胃癌）成因可能是"酒面炙煿，黏滑难化之物，滞于中宫，损伤肠胃，渐成痞满吞酸，甚则噎膈反胃"。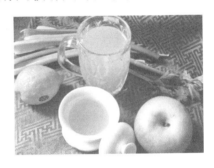

总结起来，我们需要远离以下不良饮食习惯：

（1）吃过热的东西：可破坏口腔和食管的黏膜，经常刺激和破坏消化道黏膜，会导致细胞癌变。

（2）吃东西过快：吃饭快，食物的咀嚼不细，易损伤消化道黏膜；另外，吃饭快，食物团块的体积大，易对食管和贲门等消化道产生较强的机械刺激，久之会引起损伤。

（3）吃饭不准时。

（4）经常饮食过量。

（5）长期食用高蛋白、低纤维食品，对新鲜蔬菜敬而远之。

（6）长期嗜食酸菜、腌菜、熏烤食物。

（7）常常饮酒过量。直接喝烈性酒，或一天喝 4 两以上白酒，大口喝啤酒等，均是容易招致癌症的饮酒方式。

（8）就餐环境或气氛不愉快。

起居有常也是保持健康、远离"癌状态"的重要手段之一。现代人生活、工作压力与日俱增，睡眠与劳作失去平衡，体力活动时间大幅度降低，这些都会促使人们逐渐步入"癌状态"。"日出而作，日落而息"才是人们自然的生活规律。

中医认为，人身体气血周流的节律是与日夜节律相应的，在不同的时间会运行到不同的脏腑经络。如果不能在子时（夜里 11 点到凌晨 1 点）以前睡觉，甚至昼夜颠倒，气血运行就会违背这一规律，容易影响三焦、肝胆的功能，气血容易瘀滞，为癌症的发生创造了可能。

美国斯坦福大学医学研究中心的科学家们经过研究证明，正确的睡眠方式能够预防机体组织遭到癌症的侵袭，而对于那些已经患上癌症的人来说，有规律地进行睡眠与清醒的交替可以缓解病情并

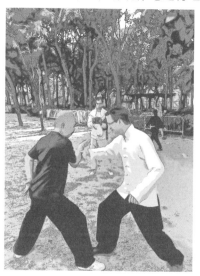

增强治疗效果。动物实验结果也表明，经常性的睡眠中断会导致动物体内癌细胞生长速度加快。

常言道："生命在于运动"。正常的劳作与运动，有利于气血流通，增强体质。必要的休息，可以消除疲劳，恢复体力和脑力，有利于健康。过度运动会导致体力与脑力过度透支，容易造成正气虚弱，脏腑

经络气血功能障碍；过度的安逸，长期缺乏运动，过分养尊处优，易使人体气血不畅，脾胃功能减弱，均可成为致病因素，为进一步癌变打下基础。

情志是中医认为的重要致病因素。中医将人的正常情绪变化分为 7 种，即喜、怒、忧、思、悲、恐、惊，称为七情。不同的情绪变化根据五行属性又分属心、肝、脾、肺、肾五脏。古人说："忧郁伤肝，思虑伤脾，积想有心，所愿不得志者，致经络痞惫，聚结成核……其时五脏俱衰，四大不救。""盖五积者，因喜怒忧思七情之气，以伤五脏……故五积之聚，治同郁断。"可见历代医家在分析肿瘤病因时，都十分重视情志因素，认为七情内伤，尤其是忧思不能自拔在肿瘤的发病及发展上有着重要的作用。

七情内伤不仅可以直接引起气血脏腑功能失调而致气滞血瘀，津停痰阻，日久而成瘤。而且由于七情内伤，又易致外邪（致癌因素）侵袭，通过"正虚"内外合邪，多因素综合作用而产生癌瘤。

现代研究也认为：不良的情绪变化是癌症的"活化剂"。正如 19 世纪的医生佩吉特说："在牵肠挂肚、忧虑失望的情绪之后，癌症往往会乘虚而入，这样的病例不计其数。"有学者收集了近 50 年癌症患者的资料，发现忧郁、焦虑、失望和难以解脱的悲伤等不良情绪常常是癌症发生的"前奏"。还有大量实验和临床观察证明，癌症的生长速度与个体生活方式突然改变等对心理状态产生巨大影响有关。生活中没有过不去的坎儿，建立起良好的心态，避免自我放逐、自我厌恶等不良情绪，才能远离自我毁灭的"癌状态"。

早期发现癌症对于治疗和预后起着至关重要的作用。早期癌症的发现是要靠自己的，不要忽视一些小病小痛，不要觉得什么病都是"扛一下"就过去了。要学会关爱自己，注意自己身体的细微变化，随时进行自检，让癌症没有可乘之机。比如自行触摸颈部、腋窝、腹股沟等处，检查是否有肿大的淋巴结。观察肿大的淋巴结质地如何，是否固定，有无压痛。女性月经过后1周，要对照镜子观察自己的乳房是否有肿块，如果有，要看肿块的硬度、活动度如何，是否与皮肤粘连，有肿块的乳房同侧腋窝是否有肿大的淋巴结。随时留意身体表面各部位黑痣的变化，注意是否在短时间内生长迅速、破溃。注意身体表面有无经久不愈的溃疡。有症状及时去医院检查，尤其是出现身体一些部位的出血、肿块、疼痛以及出现不明原因的发热、乏力、消瘦等症状时，一定要及时就医。即使没有症状，定期的全面体检也是必要的，能发现很多早期的癌症病变或者癌前病变。存在HPV、幽门螺杆菌等感染或者慢性萎缩性胃炎、黏膜白斑等癌前病变时，虽然不是肯定会进展为癌症，但要对其高度关注，要及时彻底地治疗，以免引起严重后果。

总之，只要我们戒烟、适量饮酒，避开可能致癌的理化因素，及时全面自检，及早干预与癌症相关的感染和癌前病变，并且做到饮食结构科学合理、睡眠规律正确定时、体育锻炼适量适度、情绪心态积极乐观，远离"癌状态"并不是梦。

中西医双剑合璧，共同抵御恶性肿瘤

据有关调查显示，中医药已经成为肿瘤临床治疗中的重要组成部分。很多临床实例都表明，中医药可以提高肿瘤患者免疫功能，预防肿瘤复发与转移；减轻肿瘤患者临床症状，改善生活质量；对放、化疗起到减毒增效的作用。伴随着现代实验肿瘤技术的发展，大量实验研究采用现代分子生物学、基因组学等方法深入探讨中医抗肿瘤的作用机制，证明中药抗肿瘤主要有以下作用机制：①对肿瘤细胞的直接抑制作用和杀灭作用。②抑制肿瘤细胞分裂、增殖，

诱导分化，诱导肿瘤细胞凋亡。③逆转耐药性。④抑制拓扑异构酶。⑤增进机体免疫功能。⑥抑制肿瘤新生血管。⑦其他途径：干扰肿瘤能量代谢，抗氧化。

1. 中医药抗肿瘤的整体思路

中医药抗肿瘤突出"以人为本"，强调整体观、个体化、个体化中求规律，这是中医治疗癌症的特色。

（1）整体辨证，个体施治

癌症是全身疾病的局部表现，治疗不能只从局部出发。整体观、辨证论治是传统中医的精髓。中医从整体出发，协调五脏六腑的功能，就好像全国动员、统筹安排去打一场抵御肿瘤的战争。而不同的病人病情不同，临床情况也不同，即使是同一个病人，在不同的病情阶段，具体情况也是不同的，在一场

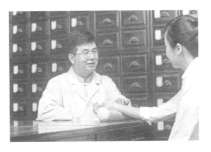

大的战争背景下，每一场战役的战术又有所不同。因此没有一个抗癌中成药是适合所有肿瘤患者的，不可以盲目应用。比如西黄丸是很多肿瘤患者熟悉的中成药，广泛应用于各类癌症中，而从中医角度来看，西黄丸并不适合每个癌症病人，正气亏虚的病人应用时就应该慎重。

（2）配伍灵活，多层次、多靶点治疗

肿瘤的发生、增殖、转移机制极其复杂，涉及的信号通路繁多，而中药单味药物就具有多种作用，复方应用后，君

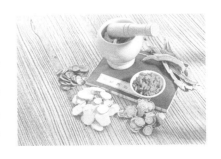

臣佐使的配合就更体现了多层次、多靶点治疗肿瘤的优势，这种治疗方式非常适合针对肿瘤特殊的生物学特征进行把控。肿瘤的进展是多因素作用结果，这种多因素形成了肿瘤的适宜生长环境，配伍灵活的中药不仅是在针对肿瘤本身的治疗上，在针对肿瘤滋生的环境上也具有巨大的作用。药病结合既可以增强机体免疫力，又可以抑制肿瘤生长，从而达到"扶正不恋邪、祛邪不伤正"的目的。

（3）稳定病情，追求"带瘤生存"

癌症之所以可怕，是因为它会疯狂增殖，不断复发，而且到处转移。正是这个特性才对人体构成严重威胁，最终迫使机体逐渐衰亡。有效稳定病情，控制癌症的复发转移，不仅是医学界的难点，同时也是抗癌治疗的重点。根据肿瘤患者的分期不同，正确应用中药辨证施治，可以有效控制肿瘤的进展，达到人瘤长期共存的目的，改善生活质量，延长生存期。

2. 中医常用抗肿瘤的治法

中医认为"癌症"的发生发展，始终贯穿着"正邪相争"的过程，治疗时随时注意权衡机体与肿瘤、整体与局部的关系，才可最终达到"治病留人"的目的。早期癌症病人，"正盛邪实"，宜"攻毒祛邪"；中期癌症病人，肿瘤逐渐增大，病邪侵凌，邪正处于相持阶段，治疗宜"攻补兼施"；晚期癌症病人，肿瘤多处转移，邪毒肆虐，正气虚衰，这时如果一味攻伐，反而会加速病人的死亡，治疗宜"扶正培本""寓攻于补"，减轻症状，维持生机。肿瘤成因复杂，患者病情多变，临床上往往需要多种治法配合治疗，才能收到良好的疗效。中医常用治疗肿瘤的方法如下：

（1）扶正培本法

肿瘤属慢性消耗性疾病，多为虚证。正如中医所言，"养正积自除"，应用此法可以扶助人体正气，协调阴阳偏盛偏衰，补益人体虚弱状态，调整机体内环境，提高病人免疫功能，加强抵御和祛除病邪的能力，抑制癌细胞的生长，为进一步治疗创造条件。扶正培本的药物很多，这类药物多能起到补肺益气、健脾和胃、补肾益精、养阴生津等作用。

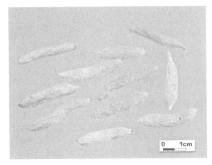

麦冬

常用的药物有天门冬、麦冬、沙参、生地黄、龟板、鳖甲、熟地黄、黄芪、党参、人参、黄精、白术、山药、淫羊藿、补骨脂、紫河车等。

（2）疏肝理气法

中医认为肿瘤的发生与气机运行失调关系极为密切，气机不畅则津液血运代谢障碍，积而成块以生肿瘤。气滞是肿瘤最基本的病理变化之一，因此，理气药在肿瘤治疗中十分重要。现代药理研究证明，理气药能改善由癌细胞影响机体造成的多种紊乱状态。常用的理气药物有：八月札、橘叶、橘皮、枳壳、香附、郁金、川楝子、大腹皮、佛手、青皮、玫瑰花、九香虫、绿萼梅、厚朴、木香、丁香等。

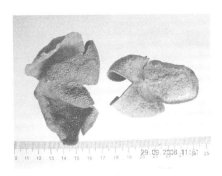

橘皮

（3）活血化瘀法

肿瘤多为有形的，中医历代医家认为这种有形的癥积、肚腹结块等均与瘀血有关。现代临床观察也证明几乎所有肿瘤病人普遍存在血瘀证。应用活血化瘀法可以祛邪消瘤，配合中医其他治法也可以对肿瘤引起的发热、出血、疼痛等症状起到一定的效果。常用的活血化瘀药物主要有丹参、赤芍、红花、郁金、延胡索、乳香、没药、五灵脂、王不留行、水蛭、全蝎、蜈蚣、斑蝥、水红花子、石见穿、血竭等。

（4）清热解毒法

热毒是恶性肿瘤的主要病因之一。恶性肿瘤，特别是中、晚期病人，在病情不断发展时，临床常有发热、疼痛、肿块增大、局部灼热疼痛、口渴、便秘、舌苔黄等症状，这都是毒热内蕴的表现，出现这种情况时就应当以清热解毒为法则来治疗。清热解毒药能控制、清除肿瘤周围的炎症和感染，而这种炎症的改善也有助于控制肿瘤的进展。现代研究表明很多中药均具有较强的直接抗肿瘤活性。常用的药物有金银花、连翘、白花蛇舌草、半枝莲、半边莲、龙葵、七叶一枝花、山豆根、板蓝根、虎杖、紫草、紫花地丁、蒲公英、鱼腥草、夏枯草、败

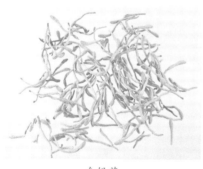

金银花

酱草、穿心莲、石上柏、土茯苓、大青叶、马齿苋等。

（5）软坚散结法

肿瘤多为有形肿块，坚硬如石，因此传统中医常称肿瘤为石瘕、石疽、岩等。《黄帝内经》中早已指出："坚者削之……结者散之"，软坚散结也是肿瘤治疗中常用的治法之一。凡能使肿块软化、消散的药物统称为软坚散结药物。根据中医理论，味咸的药物能够软化坚块，如鳖甲的咸平、龟板的甘咸、海螵蛸的咸涩、海浮

石的咸寒等都有软坚的作用。散结则常是通过治疗形成结聚的病因而达到散结的目的。如用清热散结药物治疗热结；理气散结药物治疗气结；化瘀散结药物治疗瘀结等。软坚散结法在肿瘤临床中应用很久，但很少单独作为主要治法，通常配合其他治疗肿瘤的法则应用。常用的药物有龟甲、鳖甲、牡蛎、海浮石、海藻、地龙、瓦楞子、昆布、海蛤壳等。

（6）化痰除湿法

痰湿为机体的病理产物，又是致病因素，痰湿凝聚是肿瘤发病的基本病理之一。古代著名医家朱丹溪曾说："凡人身上中下，有块物者，多属痰证。"因此，对于肿瘤的治疗，化痰除湿法有重要意义。通过化痰除湿法不仅可以减轻症状，而且可使有些肿瘤得到控制。现代研究表明很多化痰祛湿药物本身就具有抗肿瘤作用。常用的化痰除湿药物有：瓜蒌、皂角刺、半夏、浙贝母、葶苈子、前胡、苍术、茯苓、生薏米、猪苓等。

（7）以毒攻毒法

瘤之所成，不论是由于气滞血瘀、痰凝湿聚、热毒内蕴或正气亏虚，久之均能瘀积成毒，而毒结体内是肿瘤的根本病因之一。由于肿瘤形成缓慢，毒邪深居，非攻不克，所以临床常用性峻力猛的有毒之品来"以毒攻毒"。现代实验研究表明，这类药物通常对肿瘤有直接的细胞毒作用。常用药物有蜈蚣、斑蝥、蜂房、全蝎、守宫、蟾蜍、土鳖虫、狼毒、硫黄、藤黄、蛞蝓、常山、生半夏、马钱子、巴豆、干漆、洋金花、乌头、生附子、雄黄、砒石、轻粉等。要注意，使用这些药物时，需要精准掌握适应证和剂量，否则很可能造成严重后果，切勿随意试验。

（8）常用抗癌配方

仙方活命饮——本方集消、托、补药物于一方，古人称此方能定痛回生，功似仙方，故称仙方活命饮。此方主要通过调气血、扶正、散结来治疗肿瘤。

乌梅丸——本方集酸、苦、甘、辛、大寒、大热之药于一方，以杂治杂，可用于治疗晚期恶性肿瘤。

小柴胡汤——本方出自《伤寒论》，是和解第一方，具有舒畅气机、调和肠胃、和解表里的功效，近年国内外研究表明，其具有拮抗肝癌、肺癌、结肠癌等肿瘤的作用。当然，癌症极其复杂，在临床应用时常需要根据病情加减应用，而且没有专业医生指导，切勿盲目应用。

3. 中医特色抗肿瘤疗法——外治法

外治法是中医学传统治疗方法的重要组成部分。古人在肿瘤的治疗上，除内服药物外，亦形成了丰富的外治疗法。外治法是相对内治而言，外治法与内治法一样，同样在中医理论指导下辨证用药，但在临床应用中有其独到之处，可以补充内治法的不足。现代研究亦表明：中药外用为体表直接给药，经皮肤或黏膜表面吸收后，药力直达病所，迅速有效，且可避免口服经消化道吸收所遇到的多环节灭活作用及一些内服药带来的某些毒副作用，特别是晚期肿瘤病人，正气衰弱，不耐攻伐，单靠内服药疗效不佳，此时中药外敷在提高疗效、缓解疼痛方面更具优势。当然，外治疗法也有一定的适应证和禁忌证，应随病证灵活应用。

（1）膏药贴敷法

用膏药贴在局部肿瘤体表，利用药物作用，可达消肿止痛、活血生肌去腐的目的。《理瀹骈文》论膏药作用时说："一是拔一是截。凡病所结聚之处，拔之则病自出，无深入内陷之患；病所经由之处，截之则邪自断，无妄行传变之虞。"精辟地概括了膏药的功能。目前膏药外治肿瘤应用很广，取得了一定的疗效。临床应用膏药时，亦应辨证施治。对于皮肤过敏、局部渗出较多或有溃疡者须慎用或禁用。

（2）腐蚀法

此法主要用于体表肿瘤，也适用于肠、肛门子宫颈等癌。腐蚀法主要使用中药腐蚀剂，如红砒、轻粉、汞、硇砂等功能为祛腐生新之品。

（3）结扎枯瘤法

此法一般适用于良性带蒂肿瘤。

（4）围敷法

此法是将新鲜植物药捣烂，或用干药研磨成细末，加水或醋、蜂蜜、猪胆汁、麻油、猪油、姜汁、凡士林等调和，直接敷围于肿瘤局部，间隔一定时间换一次药。初起围敷可达到消肿的目的；若化脓，则围敷以束其根盘，截其余毒，不令壅滞。

（5）含漱法

将药物煎汤过滤后，常含口内，具有清热解毒、消肿止痛的作用。常用药物多为清热解毒之品，如山豆根、甘草、白花蛇舌草、玄参、硼砂、黄芩、天葵子等。用于口腔、牙龈、咽喉部肿瘤、溃疡、白斑。

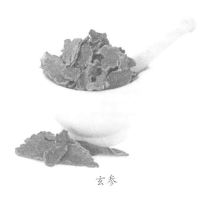

玄参

（6）灌肠法

此法是将药制成各种药液，用灌肠器从肛门插入，做保留灌肠或直肠滴入。此法具有消肿止痛、抑癌缩瘤、敛疮生肌等作用。直肠癌可用此法。

（7）塞法

此法是将药物捣烂或研成细粉，用纱布包扎，或制成各种栓剂，塞于耳、鼻、阴道、肛门内，以达到消肿止痛、润肠通便、腐蚀肿块的作用。常用于宫颈癌、阴道癌、直肠癌、肛管癌等。

（8）吹吸法

此法是把药物研成细末，吹入病人的咽喉、口腔或鼻腔内，也可让其吸入某些特种药物烟雾气，以达到消肿止痛、通窍开噤等作用。此法适用于口腔、鼻咽、肺部等处的癌肿。

4. 应用中医药配合手术治疗

手术是治疗癌症的主要手段，及时对围手术期患者正确应用中医药，能促进机体的迅速恢复，是值得提倡和推荐的。①术前配合中医调理，对患者顺利完成手术有支持作用。临床常选用补气养血、健脾及滋补肝肾之品，如四君子汤、八珍汤、十全大补汤、六味地黄汤等。②术后配合中医药治疗，可促进脾胃功能的调整、气血的恢复，对术后康复、免疫功能的提高有一定疗效，为进一步接受放、化疗打下基础。临床常选用调理脾胃、补养气血、理气的中药。③术后配合中医药治疗，可提高生存率，预防肿瘤的复发和转移。临床常辨证与辨病结合，在扶正基础上加相应的抗癌中药。

5. 应用中药减轻骨髓抑制

骨髓抑制是放化疗过程中最常见的毒副作用，在临床主要表现为血小板、白细胞的下降。采用中药对证治疗，能使患者血象恢复正常，在中药保护下顺利完成后期的化疗。临床中常采用补肾活血之法，选用补骨脂、女贞子、黄精、枸杞子、鸡血藤、当归、山茱萸、桃仁、红花、赤芍等药物。

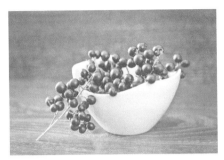

女贞子

6. 应用中医药缓解恶心呕吐

恶心呕吐是肿瘤化疗中最常见的毒副反应，严重呕吐可致脱水、电解质失调等，大大降低了肿瘤病人的生存质量。临床研究证实，化疗中使用中医药，可以改善病人胃肠功能，有效预防和缓解呕吐症状，增加病人对化疗的耐受性。中医认为化疗引起恶心呕吐的关键病机在于化学药物损伤脾胃、中焦失和、气机升降失调，治疗以健脾和胃、通调气机、降逆止呕为大法。中医药防治化疗引起的恶心呕吐方法众多，包括内治法、外治法、针灸疗法、饮食疗法等。

（1）内治法

内治法主要采用中药汤剂和中成药，根据化疗引起恶心呕吐的临床特点辨证论治：

①痰湿内阻型：症见呕吐清水痰涎，时有泛恶，脘腹痞满，食欲不振，心慌头晕，舌淡，苔白腻，脉滑。宜温化痰饮，和胃降逆。方用苓桂术甘汤合小半夏汤加减。

②胃阴虚损型：症见干呕，恶心，呃逆，嘈杂，口燥咽干，大便秘结，舌红少津，脉细弱。方用沙参麦门冬汤合橘皮竹茹汤加减。

③肝胃不和型：症见呃逆，嗳气，呕吐，胁腹胀痛，情志不畅，舌红苔白，脉弦。治宜疏肝和胃，降逆止呕。方用柴平温胆汤加味。

④脾胃虚弱型：症见倦怠乏力，恶心，呕吐，纳呆，腹胀，便溏，舌淡，边有齿痕，苔白，脉缓。宜健脾益气，和胃降逆。方用香砂六君子汤加减。由于化疗过程中脾胃损伤，患者可能会出现拒绝服药的情况，建议浓煎汤剂，少量多次频服。中成药主要选用具有健脾、和胃、行气作用的药物，如香砂六君子丸、参苓白术散、四磨汤口服液、加味保和丸等。

（2）外治法

临床中由于部分病人恶心呕吐症状较重，药食难进，我们可采用中医外治法。其中敷脐疗法简单易于耐受，具有起效快、药效较长、禁忌证少的优势。

①止呕散（半夏、黄连、藿香、木香、肉桂等药物组成）：各药等分，研成细末，在化疗前半小时取3克细末，以生姜汁调成糊状外敷神阙穴。每24小时更换，至化疗结束。

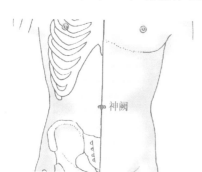

②姜砂半夏散：半夏、砂仁按2∶1比例研成粉，生姜榨汁后加入药粉制成糊。从化疗前1天开始外敷神阙穴，每24小时更换，至化疗结束后。

（3）针灸疗法

①针刺：在化疗之后，针刺中脘、建里、双侧内关、神门。配穴：肝气犯胃者，配太冲、阴陵泉；脾胃虚弱者，配脾俞、胃俞、公孙；胃阴不足者配三阴交、内庭。采用平补平泻手法，留针30

分钟后拔针。

②穴位注射：取双侧足三里、内关及中脘。化疗前30分钟选穴并常规消毒，将针头刺入皮下后缓慢进针1.5～2寸（同身寸），至病人有酸、麻、胀、痛感后，抽无回血，注射药物。常用药物可选用胃复安注射液、维生素B_6注射液等。

③隔姜灸：病人平卧，取内关、中脘、足三里、天枢、关元、神阙；俯卧，取胃俞、脾俞、膈俞。将2毫米生姜片放在穴位上，在中心处用针穿刺数孔，上置直径为1.5厘米、高约1厘米的艾炷，点燃，每穴灸3炷，15～20分钟，以使局部皮肤红润为度，每日2次，3～5天为1个疗程。

④耳穴：取双侧胃、肝、脾、内分泌、交感、皮质下、神门。化疗前5分钟按摩所贴压耳穴2～3分钟，使耳廓发热、发红、轻微疼痛即可，持续至放化疗结束。

（4）食疗法

呕吐明显者可以用下方作为辅食。

【鲜芦根汤】

组成与用法：鲜芦根120克，冰糖30克，二者同煮汤服用。

功效：生津止呕。

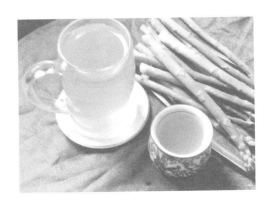

【黄豆山楂粥】

组成：黄豆250克，粳米100克，山楂60克，白糖50克。

用法：黄豆用水浸泡过夜备用，山楂洗净，去核备用，粳米洗净，与泡好的黄豆和山楂一同放入锅内，加入适量清水，置武火上煮，水沸后加白糖，改文火继续煮至米开花、豆烂、汤稠即成。

功效：开脾胃，助消化。

7. 应用中药配合放疗

中医认为放射线是热性物质，其在杀伤癌细胞的同时，亦作为"热毒"作用损伤人体气阴。临床中常选用益气养阴、凉血解毒之品，如沙参、麦冬、玉竹、紫草、牡丹皮、生地黄等以减少放疗的毒副作用。对于放疗而致的皮肤及黏膜损伤，中药外用亦有很好的疗效。

放疗的同时应用中药可提高放疗的临床疗效。研究表明：活血化瘀中药能改善微循环，增加病变部位癌细胞的氧含量，使乏氧癌细胞对放射线敏感，从而增加放疗效果。临床常选用桃仁、红花、三棱、莪术、赤芍等。

应对肿瘤如战场，后勤保障要做好

在治疗恶性肿瘤这场没有硝烟的战斗中，医生、患者固然要全力以赴，患者的家属也要鼎力支持，做好后勤保障工作，尤其要给予患者心理上的安慰。有了大家的共同努力，恶性肿瘤也不是不可战胜的。

在对癌症的征途中，关注癌症病人的心理变化极其重要，家人要多和医生沟通，了解癌症的知识和治疗的情况，帮助患者正确认识自己的病情，让患者知道规范的治疗对预后的重要性，帮患者树立战胜癌症的信心，不要产生"这下可完了""治不治都一样"的情绪。避免或减少让患者参加各种可造成不良情绪的活动或紧张的工作。

在患者采用综合治疗控制病情后，可以适当参加一些力所能及的体育锻炼，这有助于患者舒缓情绪、增进食欲、改善机体新陈代谢、提高机体抵抗能力。但一定要注意掌握最佳运动负荷量，坚持有氧锻炼，要选择合适的锻炼项目，量力而行，循序渐进。太极拳运动充分发扬了中医养生"恬淡虚无""精神内守"的优势，特别适合癌症患者"沉心入静""护卫元神"的需要，能够有效抵御情志因素对其脏腑气血阴阳的扰乱，利于康复。

癌症患者因为病情复杂，中医用药具有一定的特殊性，一般煎煮的时间比普通煎药时间长（具体的时间要根据医嘱而定），这样有利于有效成分的煎出。一般情况下，煎药时注意不宜频频打开锅盖，否则气味易失，药效降低。由于肿瘤病人胃肠功能较差，所以服用药量不宜过大，一般以1小碗（150～200毫升）为宜。医生常使用一些性质特别的药物，需要特殊处理方法，例如先煎、后下、另煎兑入、冲服等，医生会在处方上标明，煎煮时一定要注意分清。

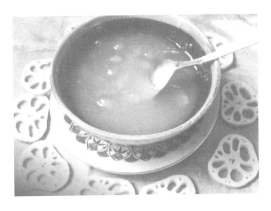

安排好癌症患者的饮食对提高疗效，改善生活质量有重要意义。应经常更换菜肴品种，增加病人的食欲；保证病人有足够的蛋白质摄入；接受放疗期间由于放射线的"热毒"作用，人体阴津亏耗，可服用藕汁、萝卜汁、绿豆汤、芦根汤等养阴生津；避免食用不易消化的食物，多采用煮、炖、蒸等做法，少采用煎、炒的做法；多食富含维生素的蔬菜。

第二章　儿童常见疾病

　　宝宝的降临对父母而言如上天赐予的珍贵礼物，带给宝爸宝妈们的不只是喜悦，也有初为父母的忙乱。离开妈妈的保护，宝宝的身体很容易受疾病侵扰，鉴于此，我们有必要了解下儿童常见病有哪些，请您在忙乱中翻开此书，及时发觉儿童常见病的迹象，对症治疗，助力宝宝健康成长。

急性上呼吸道感染

急性上呼吸道感染就是俗称的"感冒"，以发热、恶寒、鼻塞、流涕、喷嚏、咳嗽、头痛、全身酸痛等为主要临床表现，又称"伤风"。感染的病原体可以是细菌、病毒及其他非典型病原体，最常见的是病毒感染，部位在鼻腔、咽喉。中医说小儿感冒发生的原因是以感受风邪为主，冷、热、穿多、穿少、吃多……都可以是发病诱因，当小儿正气不足时，外邪便乘虚而入，发为感冒。

感冒若处理妥当，则预后良好；若是延误治疗或病情发展，可迁延咳嗽，或感染深入至下呼吸道，或发生水肿、心悸等变证。家长能够做的就是，当发现孩子精神状况不好、病情较重时，及时就医，遵医嘱进行治疗。

 ## 宝宝感冒不要慌，看看应该怎么办

当小朋友出现感冒的症状时，家长要密切关注：精神、发热、皮疹、饮食、排便以及周围小朋友有没有类似症状等。如果小朋友精神状态良好，无发热或者体温在38.5℃以下，没有皮疹，饮食、排便均正常，无须特殊治疗，应该以充分休息为主，注意清淡饮食、补充水分，监测体温和精神状态。如果小朋友出现了精神状态不好或症状加重，比如体温的骤然升高引起高热惊厥，这时候一定得记住按说明书的剂量口服退烧药后及时就诊，遵照医生指示检查治疗。即使一周过去了，其他症状都好了，就是咳嗽老反复，也需要及时就诊，否则拖延成慢性咳嗽可不行。

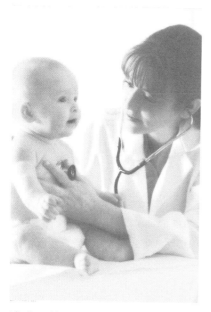

如果想要选择中成药也同样需要辨证，风寒感冒多以怕冷、咳嗽、流清涕、头身痛为主要表现，中成药有午时茶颗粒、感冒清热颗粒等；风热感冒，以咳嗽、咽痛、流黄白涕等为主要表现，中成药有小儿豉翘清热颗粒、蓝芩口服液等；暑邪感冒，以发热、头晕、头痛、食欲不振、腿发沉不想动或伴呕吐腹泻等为主要表现，中成药有藿香正气口服液等；时疫感冒，就是常说的流感，特点为起病急骤、高热、恶寒、头痛、心烦、目赤咽红、肌肉酸痛、腹痛、或有恶心、呕吐、大便稀薄，中成药有清开灵颗粒、连花清瘟胶囊、金花清感颗粒等。选择中成药也同样需经儿科专科医生辨证施药，如果自行服药后效果不佳，建议及时就诊，以免耽误患儿病情。

宝宝感冒莫慌张，中医外治有奇效

小朋友感冒症状比较轻的时候，可以配合一些外治的方法。小儿推拿可选用清肺经、清补脾、清天河水、摩腹等手法。若是夹痰，出现咳嗽、咳痰可以加强清肺；若是夹滞，出现呕吐、腹泻可

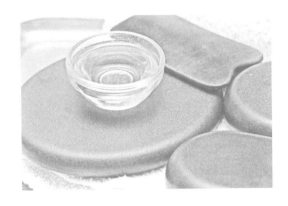

以用退六腑；若是夹惊，出现睡眠不安、一惊一乍，可以用捣小天心、运内八卦等手法；还可以在天突、神阙等穴位，外敷以清热解毒、化痰平喘或通腑导滞等治法为主的中药贴剂。另外，3 岁以上体质壮实的宝宝可以酌情选用刮痧疗法，取前颈、胸部、背部，首先涂抹刮痧油，刮拭 5～10 分钟，均以操作部位发红出痧为宜。需要注意的是，如果小儿感冒较重，也不可以只用外治疗法，毕竟外治法是辅助治疗。

【注意事项】

适当的外感可以调动机体正气，增加抗邪能力，但是频繁地外感也会影响小儿的生长发育，这就需要家长从以下几点预防：

1. 增加孩子的户外运动，让其多呼吸新鲜空气，勤晒太阳，加强锻炼。

2. 小儿机体免疫调节功能尚未发育完全，要随气候变化及时增减衣物。

3. 感冒流行期间少让孩子去公共场所，家中有感冒患者时应适当避免和儿童的接触，注意通风。

反复呼吸道感染

呼吸道感染包括鼻炎、咽炎、扁桃体炎、支气管炎、毛细支气管炎及肺炎等，由于儿童免疫系统尚未发育成熟，抵抗力相对较差，因此易患呼吸道感染是正常现象。但若一年内患病次数过于频繁，超出正常范围，就要考虑为反复呼吸道感染了，大体判断条件如表 2-1 所示。

表 2-1　反复呼吸道感染的判断条件

年龄	反复上呼吸道感染	反复下呼吸道感染	
		反复气管支气管炎	反复肺炎
0~2 岁	7 次 / 年	3 次 / 年	2 次 / 年
2~5 岁	6 次 / 年	2 次 / 年	2 次 / 年
5~14 岁	5 次 / 年	2 次 / 年	2 次 / 年

反复呼吸道感染的病因有很多，比如父母体弱或早产、多胎等原因导致先天不足，又如喂养及调护不当损伤脾胃，或患有慢性疾病致使正气不足等，都会导致孩子反复感染。虽然看起来只是感冒次数多，但是如果反复发病，有可能并发肺炎、哮喘、心肌炎、肾病等，会影响孩子生长发育，家长们不可忽视。

反复呼吸道感染分为急性期和缓解期，急性期就是有呼吸道症状的时候，比如发热、咽痛、咳嗽、鼻塞流涕等，以抗病毒、抗细菌及对症处理为主。缓解期是无明显症状的时期，可有精神不振、多汗、体倦、食欲不振等表现，西医尚无特效药物，目前主要使用免疫调节剂、微量元素、维生素等改善免疫功能。

反复呼吸道感染不用怕，中医有办法

在宝宝呼吸道症状明显时，比如高热、咽痛、咳嗽剧烈、流涕不止等，以抗病毒、抗细菌药物结合中药治疗为主。在上述症状缓解后，可以使用中医辨证论治，要根据患儿的临床表现辨其是肺、脾、肾何脏之证，分别治之。最好的办法是根据每个患儿不同表现，由医生开出处方，在缓解期坚持服用 3 ~ 6 个月，达到扶助正气，减少发病的目的。

如果想要选择中成药也同样需要辨证。肺脾气虚的宝宝表现为：面色㿠白，多汗，形瘦、鼻根色清等，治疗应益肺固表，可选用玉屏风颗粒；气阴两虚的宝宝表现为：容易疲乏，四肢倦怠，多汗，口干气短，食欲不振，大便干结，治疗应益气养阴，可选用槐杞黄颗粒等；肾气虚弱的宝宝表现为：面色㿠白，肌肉松弛，多汗，夜卧不宁，筋骨软弱，走路不稳，立、行、齿、发、语迟，鸡胸龟背，头发干枯，治疗应益肾壮骨，可选补肾地黄丸等。选择中成药也同样需经儿科医生辨证施药，如果自行服药后效果不佳，建议及时就医，以免耽误患儿病情。

不吃药就能治？这些妙招要了解

可以采用三伏贴治疗反复呼吸道感染。每年三伏天将药物贴于大椎、肺俞、膏肓等穴位，冬病夏治；平时可以用耳穴贴，取咽喉穴、气管、肺、大肠、脾、肾、内分泌、皮质下、神门、脑干等，取 2~3 穴为一组，左右耳交替贴。也可以运用小儿推拿法，补脾经，补肾经，揉肾经，推印堂，推坎宫，揉太阳，拿风池，拿肩井，拿曲池，揉合谷，揉中脘。每次 4~5 穴为 1 组，交替使用。

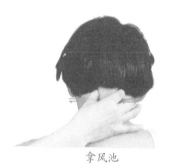

拿风池

【注意事项】

如果宝宝得了反复呼吸道感染，那么他的呼吸道更加脆弱。为了让宝宝的呼吸道强壮起来，妈妈们必须知道平时怎样预防反复呼吸道感染。下面介绍几招预防疾病的方式，学会这几招，让你的宝宝不必遭罪！

1.保持室内环境卫生，空气流通，家长勿吸烟，避免空气污染。

2.适当户外活动及体育锻炼，多晒太阳，提高适应外界环境及抵抗力。

3.冷暖要适宜，随气候变化增减衣物，多汗时宜用干毛巾擦干，并及时更换内衣，防止受凉。

4.注意个人口腔卫生，衣被经常用日光照射。

5.感冒流行期间，提倡戴口罩，不去公共场所，以减少感染机会。

泄　泻

泄泻，就是我们常说的拉肚子，主要是以大便次数增多，便质稀薄甚至如水样为特征的一种小儿常见的消化系统疾病，尤以2周岁以内的婴幼儿更为多见，夏秋之季居多。西医学称为小儿腹泻或腹泻病，包括消化不良、胃肠功能紊乱、小儿肠炎、秋季腹泻等。一般来说，孩子在发生腹泻前，多有饮食不节、饮食不洁或受凉等"前因"。还有，当宝宝大便次数每天3次或3次以上，或较平时明显增多时，还可伴有恶心、呕吐、腹痛等症。

泄泻的病因有很多，包括消化系统发育尚未成熟；所需营养物质相对较多，胃肠道负担重；不合理的喂养方式；人工喂养的孩子，缺乏母乳中含有的体液因子、巨噬细胞等"人体卫士"，再加上食物、食具易被污染等因素。

作为一名合格的妈妈，一定是一位资深的"查屎官"。一般来说，纯母乳喂养的孩子，大便多为金黄色、糊状、不臭，每日2～4次。如果是牛羊乳喂养，粪便多为淡黄色、较干稠、有臭味，每日1～2次。添加辅食后大便接近成人，每日1次左右。

说完正常的大便特征，那么，拉肚子的宝宝都是什么样的呢？

拉肚子会威胁宝宝的生命

遇到宝宝拉肚子，最重要的是能够通过孩子的表现，及时掌握孩子是否存在脱水的情况。如果宝宝出现皮肤弹性差，口唇干燥，眼窝、囟门凹陷，干哭无泪，手脚冰凉，精神差或烦躁，或者便中带血、严重腹痛等情况时，要及时到医院治疗，宝宝可能出现了脱水的情况。

 ## 揉完肚子，推小手，中医中药有妙招

如果宝宝没有脱水情况，可以继续正常饮食，因为适当的饮食不但可以降低腹泻的严重程度，阻止腹泻的进一步进展，同时还有一定的辅助治疗作用。但是此时不能给宝宝添加新的食品，尽量喂以清淡好消化的食品。可以采用中药制成的膏药贴敷宝宝的肚脐，还可以小儿推拿手法，补脾经、推上七节骨、揉龟尾、清大肠、揉板门、运内八卦、揉中脘、揉天枢、摩腹、捏脊等。

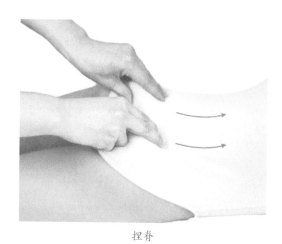

捏脊

【注意事项】

宝宝的消化系统非常娇弱，父母不仅在宝宝泄泻时要注意日常

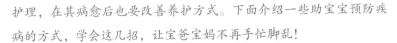

护理，在其病愈后也要改善养护方式。下面介绍一些助宝宝预防疾病的方式，学会这几招，让宝爸宝妈不再手忙脚乱！

1. 泄泻期间一般不禁食，食用清淡好消化的食品，病愈后也要从清淡饮食逐步过渡至正常饮食，一定要摒弃"病后进补"的错误理念。

2. 提倡母乳喂养，避免在夏季断乳、改变饮食种类。乳食勿过饱，勿进难以消化的食物。

3. 讲究饮食卫生，保持饮水及食品清洁，食前、便后要洗手，食具要消毒。

4. 注意通风换气，保持适当温度，夏季防暑降温，冬季防寒保暖，及时添减衣被，避免受暑或着凉。

5. 做好臀部护理，大便后冲洗揩干，勤换尿布。

6. 对呕吐的宝宝做好口腔护理，防止误吸呛入气道。

厌 食

小儿厌食症主要是食欲减退或消失、食量减少，影响小儿生长发育，造成小儿"面黄肌瘦、个子矮小"，是当今家长十分关注的问题。主要是由于不良饮食习惯、不佳的进食环境及家长和孩子的心理因素造成的。

0～6个月婴幼儿：因母乳喂养或人工喂养时，不定时、不定量等错误方式，导致乳食积滞，从而出现拒绝吃奶、腹胀、口中气味大、大便便秘或者黏稠臭秽等表现。

6个月～1周岁婴幼儿：因未在6个月及时添加辅食、添加辅食不减少奶量、添加辅食后吃饭不成顿等不良喂养习惯，导致宝宝出现偏食挑食、食量明显减少等结果，从而导致营养不均衡，日久宝宝体重不增，消瘦，不长个子，贫血等。

1周岁之后儿童：因食物过于精细（如将水果打汁、打泥等）、过多摄入零食饮料、睡前喝奶粉或者牛奶、追着喂饭等不良喂养习惯，导致孩子出现对正常饭菜胃口差，身高体重增长慢，日益消瘦，面色发黄无光泽，免疫力差，容易患呼吸道疾病。

食疗不止成人有，宝宝也把它来用

1. 焦黄锅巴50克，谷芽30克，麦芽30克，加清水适量煮30分钟，取汁加少量食盐或蜂蜜调味饮用。具有健脾消食化积的功效。

2. 胡萝卜 250 克，洗净水煎，取汁代茶饮用。具有健脾消食，行气生津的功效。

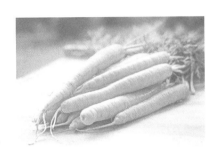

3. 麦芽 50 克，山楂 10 克，粳米 50 克，煮粥食用。具有健脾开胃消食的功效。

握握小手把饭吃

可以采用健脾消积类中药制成的穴位贴外用，还可以用小儿推拿手法，补脾经、清胃经、分推腹阴阳、揉板门、运内八卦、推四横纹、揉中脘、按揉足三里、摩腹、捏脊。

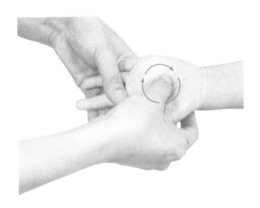

运内八卦

【注意事项】

宝宝出现厌食，不仅有自身消化系统娇弱的原因，家庭养护不当也是重要的因素，在日常的养护过程中，家长要注意以下几点：

1. 如果宝宝有消化道疾患或者全身性疾病，须及时就诊。

2. 调整喂养方式，幼儿睡前不要喝奶粉或牛奶，否则肠胃不能得到及时的休息，睡眠不安宁，食物不能被充分吸收，生长激素不能正常分泌，孩子的身高、体重增长慢；吃饭要定时、定量，不要过多摄入零食，导致到饭点不饿，吃饭追着喂，形成恶性循环。

3. 调整饮食结构，以五谷、蔬菜为主，肉、蛋为辅。其次，提高厨艺，合孩子口味。再次，可以给不同的蔬菜编辑故事，让吃饭成为一件趣事。

4. 父母做好榜样，不要偏食挑食，做到什么都不挑，为孩子树立一个好榜样。其次，如果孩子不喜欢某类食物，不要随便给孩子贴"不喜欢吃 xx"的标签，尽量淡化，并通过改变食物形态、味道等方式及时纠正这种习惯。

5. 加强运动。根据孩子的饮食情况，选择是否适当增加孩子的运动量，刺激肠胃消化吸收，并增加食欲。

第三章　男性常见疾病

　　男人是家庭的顶梁柱，忙于打拼，忙于事业，却很少关心自己的身体，很少表达自己的苦痛，俗话说"男儿有泪不轻弹"，然而男性朋友也有脆弱的一面，身体也需要保养。本章介绍了男性最常见的三类疾病，闲暇之余细细品读，一定会大有裨益。

前列腺增生

 前列腺增生——胯下的"小栗子"变大了

前列腺形似"小栗子"，增生，就是这个"小栗子"变大了，此病一般都是良性的，中老年男性常见，随着人口老龄化而发病率日渐升高，是引起中老年男性排尿障碍最为常见的原因。在中医里，属于"癃闭"的范畴。

 儿时顶风尿三丈，老来顺风湿鞋头

前列腺增生最常见的症状就是排尿困难，尿频、尿急、尿失禁以及夜尿增多，尿等待，排尿时间延长，射程不远，尿线细而无力，小便分叉，有排尿不尽的感觉，尿后滴沥；残余尿量过大、过久还可能引起血尿、泌尿系感染、膀胱结石、肾功能损害等。

 前列腺增生怎么治

前列腺增生的危害性在于引起下尿路梗阻后所产生的症状，有些患者症状轻微，甚至不出现明显症状，可进行观察，无须治疗。对于症状明显的，常用的药物有：非那雄胺、盐酸特拉唑嗪等，对于中、重度并已明显影响生活质量的患者需采用手术治疗。良性前列腺增生的治疗，80%~90%都是通过药物解决。使用中药治疗则需要根据体质、证型不同而辨证论治。

 前列腺增生患者吃药有讲究

前列腺增生病人在用药治疗其他疾病时，如果用药不当可诱发或加重前列腺增生的症状，甚至引发尿潴留。应谨慎使用的药物主要包括：

平喘药：氨茶碱、麻黄碱等。

抗胆碱药：阿托品、山莨菪碱、颠茄等。

心血管病药物：普萘洛尔、硝苯地平、可乐定、维拉帕米、丙吡胺等。

抗过敏药：茶苯海明（乘晕宁）、氯苯那敏（扑尔敏）、氯马斯丁等。

抗精神病药：氯丙嗪、米氮平、金刚烷胺（抗帕金森病）。

抗偏头疼药物：苯噻啶。

 常用的中成药有哪些

表 3-1　治疗前列腺增生常用中成药

名称	成分	功效	备注
前列欣胶囊	丹参、桃仁、红花、枸杞子、石韦等	活血化瘀，清利湿热	对于整体健康状态尚可的均可试用

续表

名称	成分	功效	备注
前列通片 （胶囊）	王不留行、车前子、蒲公英、黄柏、泽兰等	清利湿浊、化瘀散结	对于整体健康状态尚可的均可试用
癃闭舒胶囊	补骨脂、益母草、金钱草、海金沙、琥珀、山慈菇等	温肾化气、清热通淋、活血化瘀、散结止痛	
癃闭通胶囊	穿山甲、肉桂	活血软坚、温阳利水	适合高龄、体质偏弱、畏寒怕冷者

中医还有什么特色疗法

1. 针灸疗法

参考前列腺炎部分。其他还有前列腺按摩、穴位注射、直肠给药等，均需到正规医院专科治疗。

2. 饮食治疗

【参芪冬瓜汤】

组成与用法：党参15克，黄芪20克，冬瓜50克，味精、香油、盐适量。将党参、黄芪置于砂锅内，加水煎15分钟，去渣留汁，乘热加入冬瓜至熟，再加调料即成，佐餐用。

功效：健脾益气、升阳利尿。

【桂浆粥】

组成与用法：肉桂5克，车前草30克，粳米50克。先煎肉桂、车前草，去渣取汁，再加入粳米，煮熟后加适量红糖，空腹服。

功效：温阳利水。

257

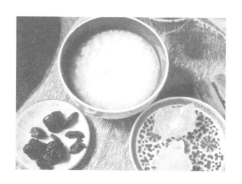

【杏梨石韦饮】

组成与用法：苦杏仁 10 克，石韦 12 克，车前草 15 克，大鸭梨 1 个，冰糖少许。将杏仁去皮捣碎，鸭梨去核切块，与石韦、车前草加水同煮，熟后加冰糖，代茶饮。

功效：泻肺火、利水道。

【利尿黄瓜汤】

组成与用法：黄瓜 1 个，瞿麦 10 克，味精、盐、香油适量。先煎瞿麦，去渣取汁，再重煮沸后加入黄瓜片，再加调料，待温食用。

功效：利水道。

日常生活中应该注意什么

1. 养成良好生活习惯，戒烟酒，少食辛辣刺激的食物，多食新鲜水果、蔬菜、粗粮及大豆制品。西红柿富含番茄红素，具有抗氧化作用，可改善前列腺增生症状，平时可多吃。

2. 多饮水，不憋尿。

3. 对急性泌尿生殖系感染，要及时彻底治疗。

4. 正确认识前列腺增生，减轻心理负担，保持心情愉快。

前列腺炎

前列腺是男性特有的一个性腺器官。前列腺炎是 50 岁以下男性最常见的泌尿系疾病，近年来发病率呈上升趋势，其中急性前列腺炎所占比例较小，大部分为慢性前列腺炎。据相关机构统计，约有 50% 的男人在一生中患过前列腺炎。从字面上理解，前列腺炎就是说前列腺有炎症，可以分为有菌性炎症和无菌性炎症。

中医没有"前列腺炎"的病名，但对本病症状却有很多记载，一般可划分在中医"精浊""劳淋""白淫"等范畴，对其预防和治疗也有很多记载。

前列腺炎影响"性福"吗

前列腺炎可以导致阳痿、早泄，主要是由精神原因造成的，比如射精疼痛、尿频尿急、睾丸坠痛等身体的不适会造成心理的压力，自然就影响到了性趣。此外，我国患者经常从广告等各种渠道接受了一些不正确的信息，对这种疾病的认识有些偏差，造成了较重的心理负担。其实，前列腺炎一般首先出现的、主要的是排尿方面的问题，如尿急、尿频、尿不尽、尿痛、尿道灼热、排尿困难等，或者有人尿后或晨起尿中有白浊。除此之外，可能会见到疼痛或不适，疼痛可放射至腰骶部、耻骨、睾丸、腹股沟等处。少数前列腺炎患者也会伴随神经衰弱症候群，表现出乏力、头晕、失眠、出汗、记忆力下降、注意力不集中等。

 ## 哪里有压迫哪里就有反抗——为什么会得前列腺炎

长期压迫会阴部（如久坐、骑马、骑自行车）是引起前列腺炎的重要原因。其他原因还有：

1. 前列腺充血：常见于性生活不正常（如频繁性生活、性生活过度节制、不加节制地手淫）饮酒或过食辛辣、按摩过重等。

2. 感染，如不洁性生活。

3. 自身免疫性因素。

4. 精神心理因素。

所以，前列腺炎的高发人群有以下几类：频繁自慰的男青年、刚结婚的新郎、长途汽车司机、出租车司机、销售人员、久坐办公室的白领如 IT 男等。

 ## 前列腺炎会传给伴侣吗

这要分情况：一般情况下，大多数慢性前列腺炎是非细菌性的，而且即使是细菌性的前列腺炎也是非特异性的普通细菌，比如大肠杆菌、金黄色葡萄球菌、变形杆菌等，由于女性阴道本身具有抵抗外来细菌感染的能力。正常情况下，这类前列腺炎通过性交传染给伴侣的可能性是比较低的。

由淋球菌、梅毒螺旋体、滴虫霉菌、支原体、衣原体等这类特异性病原体引起的慢性前列腺炎会通过性交途径传染给伴侣并导致女方生殖系统相应感染。这时就要到正规的男科医院诊治了。

前列腺炎——消炎就可以吗

慢性前列腺炎病因复杂，在临床上也没有一种特效疗法可以完全治愈，但通过对病因的正确认识，配合科学的预防、治疗、保健方法，是完全可以缓解症状，控制病情发展的。西医常用抗生素、非甾体抗炎镇痛药、多沙唑嗪等。从理论上讲，抗生素只对急性细菌性前列腺炎和慢性细菌性前列腺炎有效。所以治疗前列腺炎不能一概消炎。实际上，并不是所有的前列腺炎都需要治疗，也不是所有治疗前列腺炎的方案都需要抗生素。强调一下，前列腺炎的治疗目标是消除症状，在这方面中药具有很好的优势，但是需要辨证论治。

前列腺炎会发展成前列腺癌吗

没有研究表明慢性前列腺炎会导致前列腺癌。

常用的中成药有哪些

中医讲究辨证论治，不同证型会有不同症状，相应的有不同药物，大家可以根据症状选用，不过在使用前最好咨询中医师。表3-2介绍了治疗前列腺炎的几种常见中成药。

表3-2　治疗前列腺炎的常见中成药

类型	症状	药物
湿热蕴结	茎中热痛，刺痒不适，尿末可有白色混浊分泌物滴出，睾丸、会阴部胀痛不舒，口干尿黄	四妙丸、萆薢分清片、癃清片
气滞血瘀	小腹、会阴、阴囊部胀痛，尿频尿急，舌质紫暗或有瘀斑	前列通瘀胶囊、桂枝茯苓胶囊
肾阴不足	腰膝酸软，头目眩晕，多梦遗精，形体消瘦，阳事易兴	知柏地黄丸、六味地黄丸
肾阳不足	神疲畏寒，阳痿早泄，遗精，夜尿频频，腰膝酸软	肾气丸、右归丸

🌿 中医还有什么特色疗法吗

1. 针灸疗法

用针刺与艾灸治疗此病时多以任脉、膀胱经、肝经穴位为主，常用会阴、中极、关元、气海、次髎、秩边、肾俞、膀胱俞、白环俞、三阴交、太冲等。

2. 温水坐浴

既可单纯热水坐浴，亦可使用药物坐浴。本方法主要适用于因久坐等原因导致的以会阴疼痛不适为主的患者。热水或者药物可以作用于前列腺周围区域，促进局部血液循环和炎症吸收，达到一定的缓解疼痛的效果。注意：温度不宜过高，

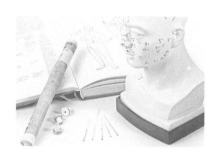

以不超过 45℃为宜。

3. 直肠给药

直肠给药对缓解疼痛有较好的疗效，药物被直肠黏膜直接吸收，通过体内的循环到达前列腺周围，从而发挥局部治疗作用。常用的有前列安栓、野菊花栓等。

4. 丁桂散敷脐

肚脐中央为神阙穴，与脏腑经络关系十分密切。丁桂散由丁香和肉桂组成，其中丁香行气活血，肉桂温经通络，两者合用可温经散寒、行气止痛。

5. 代茶饮

马齿苋 60 克，车前草 60 克。将二味药物洗净，加水煎汤代茶饮。

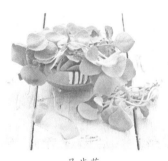

马齿苋

绿豆 60 克，车前子 30 克。将车前子用纱布包好，绿豆淘洗干净，同置锅中加水烧开，改用小火煮至豆烂，去车前子即可食用。

日常生活中应该注意什么

1. 对急性泌尿生殖系感染，如急性前列腺炎、急性附睾炎、急性精囊炎等要及时彻底治疗，防止其转变为慢性前列腺炎。

2. 性生活要规律，并注意生理卫生，防止前列腺过度充血及感染发生。

3. 养成良好生活习惯，戒烟酒，少食辛辣刺激的食物，少饮咖啡，少食柑橘、橘汁等酸性强的食品。多食新鲜水果、蔬菜、粗粮及大豆制品。西红柿富含番茄红素，具有抗氧化作用，能保护前列腺，平时可多吃。

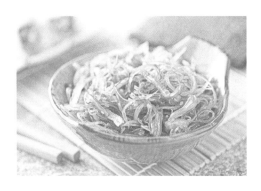

4. 不能因尿频而减少饮水量，要多饮水，不憋尿。

5. 避免前列腺持续受压，如长时间骑车、憋尿、固定坐、立等。

6. 由于网络、广告等方面的错误宣传与误导，很多人对前列腺炎知识有着错误的认识，心理顾虑较多，压力较大，因此要正确认识前列腺炎，保持良好的心态，减轻心理压力。

前列腺保养"八项规定"

不喝酒，不忍渴。

不吃辣，不憋尿。

不久坐，不憋精。

不受凉，不压抑。

尿路结石

尿路结石是泌尿系统各部位结石病的总称，是泌尿系统的常见病，男性多于女性。具体分为肾结石、输尿管结石、膀胱结石、尿道结石。多数跟代谢有关，分为草酸钙结石、磷酸钙结石、尿酸盐结石等。尿路结石属于中医"石淋"范畴。

尿路结石通常有哪些症状

结石在原发部位静止时，患者常没有任何不适感，或仅觉轻度腰腹部胀坠感，往往引不起人们的重视。结石一旦活动或下移时常发病突然，剧烈腰痛，疼痛多呈持续性或间歇性，并沿输尿管向髂窝、会阴及阴囊等处放射；出现血尿或脓尿，排尿困难或尿流中断等。同时，很多情况下，疼痛消失但结石还在，也就是说结石排出与疼痛消失并非同步，不能认为疼痛缓解了，病也就好了。

尿路结石一般怎样治疗

首先应对症治疗。如止痛、抗感染；其次对于直径小于 1 厘米、周边光滑及无明显症状的肾内较大鹿角形结石，可以暂时采取非手术处理；大量饮水，增加尿量冲洗尿路、促进结石向下移动，稀释尿液减少晶体沉淀；经常做跳跃活动，或对肾盏内结石行倒立体位及拍击活动。如果结石较大或者尿流梗阻已影响肾功能，应及时行体外冲击波碎石或手术。中药则需要医师辨证论治。

常用的中成药有哪些

中医讲究辨证论治，不同证型会有不同症状，相应的有不同药物，大家可以根据症状选用，不过在使用前最好咨询中医师。治疗尿路结石常用中成药参见表3-3。

表3-3　治疗尿路结石常用中成药

类型	症状	药物
下焦湿热	腰部疼痛，少腹胀满，小便涩滞不畅，或尿中夹沙石，灼热刺痛，尿色黄赤，或尿血鲜红，有的兼有寒热，口苦，呕恶，大便秘结	排石颗粒，泌石通胶囊
肝经气滞	腰胁胀痛，小便涩滞，淋沥不尽，或腰痛引及少腹阴股，或尿流突然中断，点滴而出，小腹膨隆，窘迫难忍，嗳气，胸腹胀满	肾石通颗粒，尿石通丸
瘀血内阻	腰腹疼痛，固定不移，或可触及肿块，按之痛甚，尿血紫暗，反复不已，或夹有血块，尿出茎中涩痛，少腹硬满；舌质紫暗或有瘀斑	复方丹参注射液，双金颗粒
脾肾两虚	腰酸乏力，不耐劳累，肾区喜揉喜按，小便涩滞不甚，少腹坠胀，面色萎黄	济生肾气丸、补中益气丸
气阴不足	结石日久不消，头晕耳鸣，腰痛绵绵，时轻时重，小便微涩，或带血丝，可伴口干咽燥，心烦失眠，手足心热	知柏地黄丸、六味地黄丸

中医还有什么特色疗法

1. 针灸疗法

常用穴位有肾俞、三阴交、足三里、膀胱俞、京门、中极、承山、关元等。

2. 饮食疗法

金钱草、车前草、石韦、玉米须等具有利尿通淋排石的

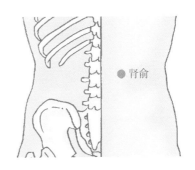

● 肾俞

作用，每日可用 15～60 克代茶频饮。亦可水煎取汁 1 碗，与薏苡仁 90 克煮粥 3 碗，与药汁和匀，随意食之。

日常生活中应该注意什么

1. 饮水

每日饮水 2 升以上，维持尿液颜色正常，可有效降低结石发病率，多饮水可增加尿量，稀释尿中的结晶，使其容易排出体外。同时，即使已形成的细小结石，也可及早把它从尿中冲刷出去。如果当地的水源含钙量较高的话，更应该注意先软化后再饮用。

2. 运动

适当的运动，如跳绳、体操有利于结石排出。

3. 注意膳食结构

尿路结石的生成和饮食结构有一定关系。长期高蛋白、高糖和高脂肪饮食，会增加形成尿路结石的概率。根据尿石成分的不同，饮食调理应该采取不同的方案。如果是草酸盐结石患者，应避

免吃含草酸较高的食物，如菠菜、香菇、土豆、栗子、浓红茶、咖啡、巧克力、西红柿、草莓、柿子、杨梅等。如果是尿酸盐结石患者，应注意尽量少吃含尿酸较高的食物，如动物内脏、海产品、红茶、咖啡、巧克力和花生等。磷酸钙结石的患者，少食含钙较多的食物，如牛乳等。肥胖也是尿路结石容易产生的原因之一，控制体重能有效减少结石的发生。平时应多吃些粗粮和素食，在日常膳食中烹调时要少放盐，要少吃咸菜、腊肉和煎炸食品。

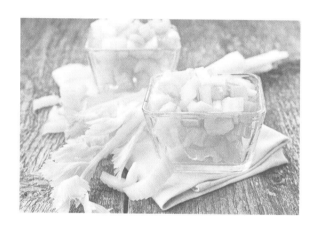

第四章 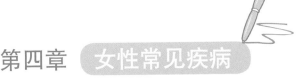女性常见疾病

　　现代人生活压力越来越大，熬夜加班，饮食不规律又缺少锻炼，各种各样的疾病纷纷找上门。对于女性朋友来说，不仅仅要面对现实生活的压力，还要平衡职业角色与家庭角色之间的矛盾，甚至还要面对各种妇科疾病的困扰。看起来光鲜亮丽的女性，通常都会有哪些难言之隐呢？女性朋友们又该如何应对呢？接下来我们一起来了解一下女人的那些事儿。

痛　经

痛经是指女性在经期及其前后，出现小腹或腰部疼痛，甚至痛及腰骶。痛经随月经周期而发，严重者可伴恶心呕吐、冷汗淋漓、手足厥冷，甚至昏厥，给工作及生活带来严重影响。女性痛经分为原发性痛经和继发性痛经两种。90% 女性的痛经都属原发性。原发性痛经一般对生育没有影响。但是，继发性痛经多因生殖器官有器质性病变所致，因此，就会对生育产生影响，如子宫发育不良、子宫内膜异位症、内分泌异常等。

 ## 原发性痛经和继发性痛经有什么不同

原发性痛经，是指在月经最初的时候就疼痛，疼痛具有均匀的时间间隔，每次疼痛的程度相当；而继发性痛经，则是在月经开始之后一段时间才开始疼痛，而且每次都比上一次更加疼痛。相比原发性痛经，继发性痛经就医的必要性更大，如果没有及时发现体内的病变，不仅痛经无法解决，更可能延误病情。

 ## 中医和西医治疗痛经有何区别

在对待痛经问题上，西医常建议女性使用轻量的止痛药。如果每个月的痛经越来越严重，并没有减轻的迹象，那么很有可能是附带病变的继发性痛经，需要在医院检查之后，确定病因，再对症下药，避免引发更严重的疾病。对待痛经方面，中医的效果更好。女性痛经种类在中医里分为寒凝、血热、血瘀和气血虚四种。可以分别采用温经通络止痛、清热凉血止痛、活血化瘀止痛、补益气血止痛等多种方法来治疗痛经。

痛经发病知多少

痛经病位在子宫、冲任二脉，病机主要为不通则痛、不荣则痛。实证者主要由气滞血瘀、寒凝血瘀、湿热瘀阻导致子宫的气血运行不畅，故而"不通则痛"；虚证者主要由气血虚弱、肾气亏损导致子宫失于濡养，于是"不荣则痛"。

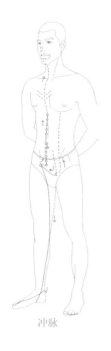

冲脉

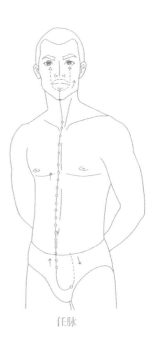

任脉

哪些体质的人群容易患痛经

临床研究表明，痛经患者易患体质类型分布依次为：气虚质（49.9%）>阴虚质（43.3%）>阳虚质（38.4%）>气郁质（34.2%）>平和质（22.6%）>湿热质（21.3%）>血瘀质（19%）>痰湿质（12%）>特禀质（8%）。

 如何预防痛经

首先，在生活调摄上要注意腰腹部的保暖，尤其是经期更应注意保暖，忌寒、凉、生、冷刺激，防止寒邪侵袭；经期避免穿露脐装。脐，在祖国传统医学中被称之为"神阙"穴。肚脐处皮肤菲薄多皱，敏感度高，分布着大量微血管，具有渗透强、吸收快等特点。同时，又因屏障功能较差，在人体部位中属虚弱之处，易染风寒。受凉后，致使子宫、下腹部血液循环不畅，子宫肌肉痉挛，组织缺血而致痛经。

其次，养成良好的生活习惯。经期忌生冷、寒凉、刺激性食物，忌涉水、游泳、坐卧湿地，注意保暖，消除不良情绪，不参加过重的劳动和剧烈运动，以免诱发或加重痛经。具体来说，女性不宜过食生冷，不宜久居寒湿之地，不宜过劳或过逸等，尤其是月经期更需要避免寒冷刺激、淋雨涉水、剧烈运动和过度精神刺激等。另外，缺乏适当的运动是现代女性身体虚弱的主要原因。女性应经常参加一些体育锻炼，这对于预防和治疗原发性痛经有好处，还能减少和防止疾病的发生。而对于继发性痛经的预防，则需要定期到医院进行健康检查，以免体内生殖器官发生炎症和其他病变。

最后，在选择食物方面，长期痛经患者更应注意：不仅是在月经期间，在月经来潮前 3～5 天内饮食都宜以清淡易消化为主，不宜吃得过饱，尤其应避免进食生冷之食品。因生冷食品能刺激子宫、输卵管收缩，从而诱发或加重痛经。

痛经来临时饮食宜忌

痛经时女生应该多留意饮食，如果吃得不对，很容易加重痛经症状。那么，女生痛经吃什么？痛经时，女生又有哪些食物是不能吃的呢？月经期间，女生应经常食用一些具有理气活血作用的蔬菜水果，如荠菜、香菜、胡萝卜、橘子、佛手、生姜等。身体虚弱、气血不足者，宜常吃补气、补血、补肝肾的食物，如鸡、鸭、鱼、鸡蛋、牛奶、动物肝肾、鱼类、豆类等。

1. 喝红糖水

红糖是女性生理期的滋养佳品，具有活血化瘀、祛风散寒的功效，痛经时来一杯红糖水能使身体迅速变暖，使血液循环加快，让经血排得更加顺畅。

2. 喝当归红枣粥

红枣具有活血补气的功效，月经期间吃红枣有助于止痛化瘀；当归具有促进血红蛋白及红细胞的生成、抗血小板凝聚的作用。在生理期间喝当归红枣粥有助于缓解痛经。

3. 吃益母草煮鸡蛋

益母草具有活血化瘀的功效，鸡蛋能滋阴养血，益母草煮鸡蛋是缓解痛经的一个民间偏方，被人们证实有散寒止痛的效果。

4. 饮玫瑰花茶

玫瑰花 5 克，沸水冲泡代茶饮。功能：理气解郁，活血散瘀，适用于经期腹痛，以胀痛为主者。

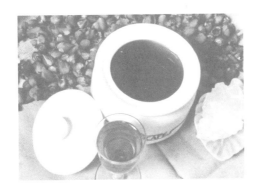

5. 饮姜枣茶

生姜 3 片，大枣 5 枚（打碎），以沸水冲泡代茶饮用。功效：散寒止痛，适用于痛经下腹冷痛者。

6. 饮当归茶

当归 6 克，川芎 2 克，沸水冲泡代茶饮。功效：补血活血，适用于经期腹痛、疼痛绵绵、体质虚弱者。

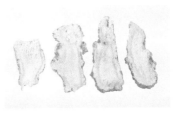

当归

7. 痛经时不能吃柿子

月经期间，女性身体会丢失大量的血液，需要补充铁质。而柿子中含有鞣酸，这种成分会妨碍人体对铁质的吸收，故经期不宜多吃。另外，柿子性质寒凉，痛经时吃柿子可能会刺激子宫，导致子宫收缩，影响血液循环，加重痛经症状。

8. 痛经时不能喝浓茶

与柿子一样，茶叶中含有大量的鞣酸，它会与食物中的铁分子结合，形成沉淀，影响人体对铁质的吸收。另外，茶叶中咖啡因含量较高，多喝容易刺激神经，加重痛经症状。因此，女人月经期间尽量少喝茶，多吃含铁的食物。

9. 痛经时不能吃葡萄

葡萄性寒，而且含有大量的鞣酸，在月经期间吃太多的葡萄会加重腹痛症状，还会损耗身体阳气，导致寒气内生，进而引起经血运行不畅，使经血量减少，加重痛经症状。

痛经的中医辨证食疗

1. 气滞血瘀型食疗方
【玫瑰香附粥】

取玫瑰花 10 克，香附 6 克，益母草 10 克，先煎煮 30 分钟后，去渣取汁，加水熬粥食用，于行经前 1 周，每日服 1 次，连续 7 天。

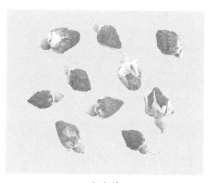

玫瑰花

2. 寒湿凝滞胞宫型食疗方

【艾叶葱白红糖饮】

取艾叶 5 克，干姜 6 克，葱白 3 段，红糖 30 克，共煎煮 30 分钟后，去渣取汁后饮用，于行经前及经期，每日服 2 次，连续 5 天。

3. 气血双亏型食疗方
【人参黄芪阿胶鸡蛋羹】

取人参 3 克，黄芪 10 克，阿胶 6 克，当归 6 克，鸡蛋 1 枚。先将人参、黄芪、当归用水共煎煮 30 分钟后取汁，加炖化的阿胶，然后做成鸡蛋羹服用。可每日服用 1 次，时间不限，直至改善症状。

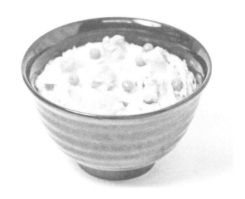

4. 脾肾虚寒型食疗方

【阿胶膏】

阿胶 200 克，核桃仁 100 克，淫羊藿 30 克，紫石英 30 克，续断 30 克，桑寄生 30 克，桂枝 20 克，熟地黄 30 克。以上熬膏，于行经前后服用，每日 2 次，每次 6 克。

5. 肝肾精亏型食疗方

【山药枸杞粳米粥】

山药 15 克，枸杞子 12 克，熟地黄 6 克，鹿角胶 6 克，山茱萸 30 克，粳米 100 克。先将熟地黄、山茱萸煎煮，取汁 150 毫升，然后将山药、枸杞子、烊化后的鹿角胶和粳米共煮成粥，即可食用。每日 1 次，早晚空腹服用。

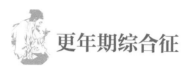

更年期综合征

更年期综合征是女性在中年阶段的正常现象，但不同的人发生症状程度不同，时间和表现症状也不同。一般发生在女性45～60岁之间，由于妇女卵巢功能逐渐减退直至完全消失的一个过渡时期。在这一生理过程中，女性雌激素分泌减少，并进而导致下丘脑—垂体—卵巢轴等反馈分泌系统功能紊乱，出现月经紊乱、烘热汗出、五心烦热、头晕耳鸣、心悸失眠、记忆力下降、烦躁易怒、腰背酸楚、皮肤麻木刺痒或有蚁虫爬行感、浮肿便溏，甚或情志异常等与绝经有关的症状。

更年期综合征有什么不适表现

女性更年期的出现，会相继伴随很多疾病或不适：

血管功能失调：阵发性潮红及潮热，即突然感到胸部、颈部及面部发热，出汗，畏寒，有时伴有心悸、胸闷、气短、眩晕等。

月经紊乱：月经周期延长或缩短，经血量增多，甚至发生功能性子宫出血。

精神症状：常有忧郁、抑郁、易激动、失眠、好哭、记忆力减退等。

肿瘤易发：更年期为常见肿瘤的高发年龄。

骨质疏松：骨小梁减少，最后可能引起骨骼压缩，体积变小，严重者易导致骨折。

慢性疲劳：更年期妇女正处于社会、家庭、工作、生活的多重压力中，在此基础上，更年期妇女身心健康更容易受到各种因素的影响，产生慢性疲劳。

更年期综合征对妇女身心有什么不良影响

更年期综合征是中年妇女常见综合征，不同的更年期妇女会出现不同的症状。例如，脾气大，易烦躁，心慌，出汗等。生理上主要有绝经、卵巢功能衰退等。雌激素减少引起了潮热、骨质疏松等一系列并发症，心理上因生理的改变会出现心理不适的阶段，产生焦虑、抑郁等症状。又因此时期的中年妇女压力较大，心理负担较重，会在一定程度上干扰其正常社交以及工作，因此，更加烦躁，易发脾气，如果不能与家庭和朋友及时沟通，很可能导致家庭矛盾和社交活动失败。

哪些体质更年期情绪障碍会比较明显

有研究调查提示，患有更年期综合征的妇女，其焦虑、抑郁情绪的体质分布情况以阳虚质、阴虚质及气郁质为主；阳虚质、气郁质是影响更年期综合征焦虑发病的主要相关体质，平和质为其保护体质；气郁质是影响更年期综合征抑郁发病的主要相关体质。

更年期烘热汗出中医怎么辨治

汗证是现代更年期妇女群体中常见的疾病之一，由于患者在日间与夜间经常发生大汗不止的情况，从而导致其正常生活受到严重的影响，主要分为如下两种类型。

肾阴虚型：头部与面颊阵发性烘热、汗出，五心烦热，头晕耳鸣，腰膝酸软，或足跟痛，可用六味地黄汤治疗。伴有面部潮红、心烦内热者加知母、黄柏、麦冬等。

肾阴阳俱虚型：时而恶寒，时而烘热汗出，伴有头晕，耳鸣，腰酸乏力，可用二仙汤（仙茅、仙灵脾、当归、巴戟、黄柏、知母）合二至丸（女贞子、旱莲草）治疗。

还可以配合耳穴贴压外治法治疗。主穴：神门、交感、心、肾、内分泌、卵巢、丘脑、缘中。配穴：心烦易怒，抑郁易哭者加肝穴；腹胀纳少，便溏者加脾穴；月经失调加内生殖器穴；心悸、失眠加皮质下穴。

更年期容易失眠怎么治疗

可以用交泰丸为基本方（由黄连、肉桂组成）随证加味：

心烦懊恼可以加栀子、黄芩、甘草。

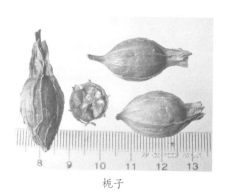

栀子

口干加天花粉、麦冬、知母、五味子。

肝郁加郁金、香附。

潮热出汗加牡丹皮、浮小麦、桑叶。

每日1剂，水煎2次，早晚分服。1个月为1个疗程。

更年期女性如何护理

心理护理：女性到了更年期后，由于社会因素以及生理因素的变化，会出现恐惧、焦虑、易怒心理，表现为情绪紧张、眉头紧锁，因不能适应社会角色的改变而不安；临床上还会表现为胸闷、心慌、头晕、恶心欲吐、血压升高，并由于身体的不适再次加重心理负担。医务人员要以热情的服务态度面对患者，站在患者的角度，理解患者出现的易怒烦躁心理；举办相关疾病的护理讲座或者健康宣传栏，让其更了解自身情况；鼓励患者学会调节情绪，学会与人交流，找到正确的发泄方法；鼓励患者在公园适当漫步，接触大自然，陶冶情操。还应指导患者树立正确的生活理念，以积极的心态面对疾病和健康问题，帮助其树立战胜疾病的信心。

保证睡眠：女性更年期综合征合并高血压患者都会出现失眠的症状，大部分患者出现此症状是由于焦虑烦躁心理，血压升高等不适，而失眠则会导致患者血压再次升高，烦躁易怒情绪加剧，如此恶性循环，不仅不会使患者血压降至正常水平，反而会使患者病情加重。因此，保证良好的睡眠是女性更年期综合征合并高血压患者病情康复的有力保障。

饮食调节：控制钠盐摄入，在日常生活中应少食含钠多的食物，例如咸菜、各类腌制品、海鲜等。女性更年期综合征合并高血压患者应减少热量和脂肪的摄入，因为高血压患者通常是由于对热量的摄取过多以及对一些脂肪摄取的比例失调等原因而造成的。应少食动物内脏、肥肉、蛋黄、动物油、蛋糕等甜点，可适当食用优质瘦肉、青菜、植物油。要坚持少食多餐，因进食过多会加重胃肠负担，引起不适，可选择在饭后适当活动，促进胃肠蠕动，以利于消化。

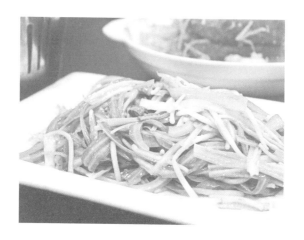

更年期如何保证良好睡眠

营造良好的睡眠环境，晚上 10 点上床准备休息，睡觉不宜开着灯，因为光与声音都会对人体大脑产生刺激，影响睡眠，睡前应调整情绪，不宜讲太多话，否则会使大脑兴奋，从而胡思乱想。

睡前忌饱餐。睡前进食太多不仅会导致胃肠不适，同时，由于进食后，胃肠肝脏等器官需要完成代谢工作而无法好好休息，人体其他器官负担加重也会影响睡眠质量。

尿路感染

尿路感染简称尿感，是指各种病原微生物在尿路中生长、繁殖而引起的炎症性疾病。在临床上我们通常所讲的尿路感染是指狭义的尿感，即由细菌所引起。根据尿路感染发生的部位，可将其分为上尿路感染和下尿路感染，指肾盂肾炎、膀胱炎和尿道炎。

 ## 尿路感染知多少

临床工作中，医生常被问及这样一些问题："大夫，您看我的尿常规化验单，细菌数好多呀，但没什么不舒服呀，我需不需要治疗？"或是"大夫，我最近尿急、尿痛，查了尿常规没什么事呀，那我是不是尿路感染呀？"在日常生活中，相信多数人也有相同的困扰，那么让我们来一步步认识尿路感染这个疾病。

 ## 尿路感染莫轻视

尿路感染是临床上最常见的感染性疾病，超过 50% 的女性一生中至少经历一次。尽管尿路感染具有一定的自限性，但仍给患者和公共卫生系统带来沉重的经济负担。此外，在相当多的女性中，感染在一年内会复发多次。成人女性发病率明显高于男性，比例约 8 : 1，60 岁以上女性尿感发生率高达 10% ~ 12%，多为无症状性细菌尿，50岁以后男性因前列腺肥大的发生率增高，尿感的发生率也相应增加；在儿童中，女孩的发病率约为7%，男孩约为2%，与女性尿路感染相似，儿童复发的风险为25%～40%。大多数尿路感染的预后较好，但肾脏发生瘢痕增生的风险高达40%。

 ## 小毛病大麻烦

女性泌尿系感染虽不是什么致命疾病，但其产生的不适感，会让不少女性坐立难安，影响工作和生活。最常见的症状是尿路刺激症状如尿频、尿急、尿痛，也可见尿失禁和血尿等。因此怀疑有泌尿系统感染的女性，应及时去医院做尿液分析检查以查明原因。由于对尿路感染缺乏正确的认识，有些女性病人一出现尿频、尿急、尿痛等尿路刺激症状，就自行服用大量抗生素消炎治疗。虽然这样做有些病人可能在短期内症状减轻，但因为致病菌会迅速对抗生素产生耐药性，使得尿路感染再次发作时，抗生素疗效越来越差，服用剂量越来越高，服药的品种越来越多，白白浪费了时间和金钱，不仅不能治好病，往往还会产生各种毒副作用，甚至因为错过了最佳治疗时间而带来严重后果。

 ## 为何女性常"中枪"

与同龄男性相比，尿路感染更好发于女性，这与女性的生理结构和行为活动有关。

1. 生理结构

女性尿道短而宽，距离肛门较近，尿道口开口于阴唇下方，尤其是在性生活时可将尿道口周围的细菌挤压入尿路引起感染。

2. 避孕用品

如杀精剂、避孕套和口服避孕药均可诱发尿路感染。

3. 妊娠期易感因素

妊娠期孕激素分泌增多致输尿管蠕动减弱，膀胱输尿管活瓣关闭不全；妊娠后期子宫增大，压迫尿路，致尿流不畅等，均易诱发感染。

4. 绝经后易感因素

女性阴道、尿道细胞及膀胱三角区黏膜表达丰富的雌激素受体，绝经后雌激素缺乏，阴道黏膜萎缩，尿道口受牵拉而暴露尿道黏膜，尿道闭合性降低；同时，阴道黏膜变薄，阴道内糖原消失，pH 值升高，菌群发生改变，局部抵抗力下降，诱发绝经后尿路感染。

这些情况需警惕

尿道炎：通常表现为发作性尿痛、尿频，多无血尿和耻骨联合上疼痛。

膀胱炎：通常表现为尿频、尿急、尿痛及下腹部疼痛。尿液常混浊、并有异味，30% 的患者可见血尿。一般无全身感染症状，体温正常或仅有低热。

急性肾盂肾炎：通常表现为尿急、尿频、尿痛、腰痛、排尿困难等泌尿系统症状，同时可伴有发热、寒战、恶心、呕吐等全身症状，严重的出现尿脓毒血症。体检时肋脊角压痛及肾区叩痛可呈阳性。

无症状性细菌尿：患者有真性细菌尿，而无尿路感染的症状，可由症状性尿感发展而来或无急性尿路感染病史。20～40 岁女性无症状性细菌尿的发病率低于5%，而老年女性及男性发病率为40%～50%，患者可长期无症状，尿常规可无明显异常，但尿培养有真性细菌尿，也可在病程中出现急性尿路感染的症状。

尿路感染中医如何辨证治疗

膀胱湿热证：常用中成药有八正合剂或者银花泌炎灵片，热淋清等。

气阴两虚证：可用麦冬、地骨皮、车前子、炙甘草、莲子、炙黄芪各取适量代茶饮。

肝肾阴虚证：可常服中成药知柏地黄丸。

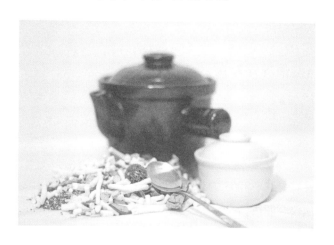

莫让尿感成常客

尿路感染易反复，因此要及时查找病因，并做好日常防护工作。

起居规律：积极锻炼身体，增强体质，预防感冒，避免劳累、熬夜。

饮食习惯：平时应清淡饮食，每日饮水量宜大于 2000 毫升，以保证充足尿量，尿量增加可起到冲洗尿道的作用，促进细菌及毒素的排出。

卫生习惯：女性应注意保持外阴清洁，清洗的水以开水放至温热为好（不宜清洗过频，不宜过多应用清洗液），尤其是月经期、妊娠期和产褥期的卫生更为重要。洗澡时尽量淋浴，避免盆浴。

性生活前双方应清洁外阴，结束后需排尿。

忌憋尿，保持大便通畅。

尿路感染期以及治愈后 1 周内，避免性生活。

在感染期间应及时、足疗程治疗，经治疗症状消失后连续 3 次尿常规检查正常方可停药。

由于在第一次尿路感染后常出现多次复发，故初次尿路感染时必须正规治疗，以彻底治愈，不可随意用药，或用药不规律，或症状好转后即自行停药。

慢性盆腔炎

盆腔炎性疾病是女性生殖道的一种感染性疾病，包括子宫内膜炎、输卵管炎、输卵管－卵巢脓肿、盆腔结缔组织炎及盆腔腹膜炎。盆腔炎性疾病若未得到及时、正确的诊断与治疗，可能会并发盆腔炎后遗症，即慢性盆腔炎，其易反复发作，难以治愈，严重影响妇女的身心健康。

 ## 了解慢性盆腔炎

慢性盆腔炎是女性内生殖器包括子宫、输卵管、卵巢及其周围的结缔组织和盆腔腹膜的炎症，是引起异位妊娠及不孕的常见原因之一。慢性盆腔炎虽不危及患者的生命，但因长期下腹疼痛坠胀、腰骶部酸痛、不耐劳累、异位妊娠或不孕、性生活不适或疼痛等症状，使患者痛苦、焦虑，严重影响身心健康及生活质量。

 ## 高危因素有哪些

1. 年龄

年龄作为盆腔炎的一个重要危险标志，与盆腔炎的发病率成反比。青少年女性作为高发人群，是因为在这部分人群中性传播疾病高度流行，有些女性有多个性伴侣，且不采取避孕措施如避孕药、隔膜、避孕套，而后者对预防盆腔炎的发生有保护作用。另外，青春期后青少年女性雌激素相对占优势，导致宫颈状态的变化，使之成为沙眼衣原体和淋病奈瑟菌侵入的主要靶器官。

2. 性行为

多个终身伴侣和多个当前伴侣均被报道是盆腔炎的危险因素，危险因素并不是单配偶关系，而是短期内的多配偶关系。多个性伴侣使妇女暴露于与盆腔炎有关的性传播疾病的危险性增加。

3. 与避孕措施有关

据报道，选用阴道隔膜或避孕套、宫颈帽避孕措施两年以上的妇女，较不足两年的患者发病率降低，而不采用避孕工具者则更易染上该疾病；长期口服避孕药避孕可降低患病危险性，较未服用者降低一半。

4. 经期不良卫生习惯

女性在经期时子宫内膜存在扩张的血窦或血块，宫颈口亦处于微开状态，均为细菌的滋生提供良好环境，若在此时进行性生活或者使用不合格卫生用品等，均可引起病原体（如以葡萄球菌、大肠杆菌等内源性菌群为主）的逆行感染，形成炎症。

5. 阴道冲洗

阴道冲洗可能改变阴道内的正常菌群的生态平衡，导致某种微生物如淋病奈氏菌、沙眼衣原体占优势，或易患细菌性阴道病，这些均可使发病危险性升高。阴道冲洗改变了正常阴道的生态环境，使其不能抗御病原菌的侵袭，同时也可能将阴道宫颈的致病菌冲入宫腔致使盆腔感染发生的危险性增加。

6. 急性炎症未彻底治愈

长期以来，对于急性盆腔炎的治疗，西医主要是有针对性地选用抗生素杀灭引起炎症的病原体，虽疗效确切，却对其所致的后期病理损害，改善效果不显著，因而对于急性盆腔炎所致后遗症的远期疗效欠佳，为日后炎症的反复发作并形成留下隐患。

 ## 这些症状别大意

慢性盆腔炎可因炎症轻重及范围大小而有不同的临床表现。

1. 全身症状

全身症状多不明显，有时仅有低热，易感疲倦。由于病程时间较长，部分患者可有神经衰弱症状，如精神不振、周身不适、失眠等，当患者抵抗力差时，亦有急性或亚急性发作。

2. 慢性盆腔痛

慢性炎症形成的瘢痕粘连以及盆腔充血，常引起下腹部坠胀、疼痛及腰骶部酸痛，常在劳累、性交后及月经前后加剧。引起盆腔疼痛的特点主要为持续性钝痛及隐痛。

3. 月经异常

慢性炎症导致盆腔瘀血，常会影响月经，表现为月经量增多，经期延长；卵巢功能损害时可致月经失调，子宫内膜炎常有月经不规则，老年性子宫内膜炎可有脓性分泌物。

4. 不孕及异位妊娠

输卵管粘连阻塞时，患者可有不孕或异位妊娠。急性盆腔炎后不孕发生率为 20% ~ 30%。

 ## 中医治疗引热潮

慢性盆腔炎属于中医"妇人腹痛""带下病""痛经""不孕症"等范畴，多由急性盆腔炎未能彻底治疗，或患者体质虚弱，病程迁延所致，严重影响妇女健康、工作及生活质量，且发病率有日益上升的趋势。中医药治疗盆腔炎具有明显的优势，在缓解症状的同时又能避免西医长期使用抗生素引起的不良反应，因此越来越受到推广，其主要证型、症状、治法、方药如下。

湿热瘀阻：症见少腹或下腹疼痛或灼痛，腰骶酸痛，经期加重，月经失调，性交痛，久不受孕，带下量多，色黄黏稠，秽臭。治疗当以清热利湿化瘀法，可选用丹参、赤芍、桃仁、三棱、莪术、败酱草、薏苡仁、蒲公英、土茯苓、制延胡索等药治疗。

寒湿瘀阻：症见小腹冷痛，或坠胀疼痛，经行腹痛加重，得热痛减；带下清稀量多；经行后期，量少色黯；腰骶冷痛，神疲乏力。可用橘核、荔枝核、小茴香、胡芦巴、延胡索、五灵脂、川楝子、制香附、乌药等药治疗。

气滞血瘀：症见少腹胀痛，腰骶坠痛或胀痛，月经提前或错后，表现为无定期，量或多或少，婚后久不孕，经前胸胁、乳房胀痛，带下量多色白。可用当归、白芍、川芎、红花、丹参、郁金、延胡索、香附、乌药、益母草、川楝子、柴胡、大腹皮、蒲公英等药治疗。

气虚血瘀：症见少腹疼痛或坠痛，腰膝酸痛，带下量多，色白质稀，体倦乏力，经量或多或少，可用薏苡仁、丹参、冬瓜子、红藤、萆薢、鬼箭羽、赤芍、刘寄奴、黄芪、炒三棱、牛膝、苍术、郁金等药治疗。

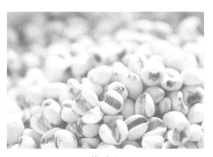

薏苡仁

小知识，大健康

及时、充分地治疗急性盆腔炎是预防慢性盆腔炎发生的重要措施。慢性盆腔炎一般多由于急性盆腔炎未及时治疗、治疗不彻底或患者体质较差、病情迁延所致。急性盆腔炎由于起病急，临床表现突出，大多数患者能及时求治，一旦病情缓解，便误以为痊愈，立即停止治疗，实则病原体并未彻底杀灭，而使治疗不彻底转为慢性。因此患者应当遵医嘱积极配合治疗，防止疾病的反复迁延。

保证个人卫生：当患者处于更年期、经期、产期、孕期及产褥期时，女性需要避免发生性行为，且需要做好自身个人卫生。当女性处于孕期以及产期时，相关人员还要保证孕妇营养。在患者处于产期时，需要保证操作的无菌性以及安全性，避免患者被细菌侵入；在产褥期时，女性需要注意自身阴部清洁，做好个人卫生。当患者处于更年期时，医生需要引导患者服用适量的雌性激素，促使患者生殖道拥有较强的防御能力；当患者处于经期时，需要注重个人卫生，提高抗细菌能力。

注意性生活卫生：当患者或其伴侣存在性病时，则需要严禁性行为，防止细菌感染。若女性患者发生生殖道炎症时，除需要做好日常卫生，还要及时接受治疗，以防发展为慢性盆腔炎。

禁止阴道冲洗：阴道冲洗亦是盆腔炎的高危因素。正常情况下阴道寄生有大量细菌，由于阴道的酸性环境，细菌不致病，同时宫颈管被黏稠的宫颈黏液堵塞，阴道内细菌不易上行。每天冲洗阴道或在性生活后冲洗阴道避孕，会使阴道的内环境改变，抵抗力降低，容易感染。

增加营养，锻炼身体，劳逸结合，提高自身抵抗力。饮食最好以清淡易消化为主，白带色黄、量多、质稠的患者属湿热证，忌食煎烤、油腻、辛辣等食物。

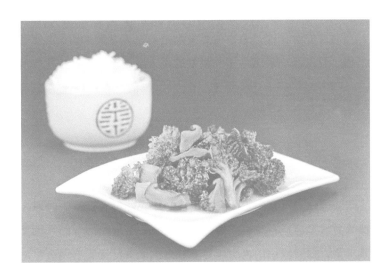

慢性盆腔炎外治法有哪些

中药灌肠：可选取清热解毒化湿、活血化瘀止痛的方药进行保留灌肠，常用的药物有金银花、野菊花、蒲公英、紫花地丁、天葵子、红藤、败酱草、蒲公英、当归、三棱、莪术、丹参、桃仁、乳香、没药等。

中药栓剂：可选取盆炎康栓（红藤、丹参、延胡索等）。

针灸治疗：通过刺激穴位及有关部位产生的反应，疏通经络气血，促进盆腔血液循环，消除粘连，调整经脉脏腑功能，并增强机体抵抗力。可选用的穴位有足三里、三阴交、中极、关元、子宫、地机穴等。

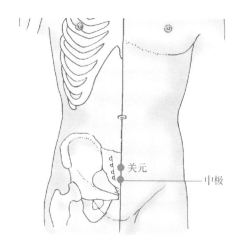

微波理疗：微波的主要目的是非热效应能够穿透组织内部，对局部的血液循环进行改善，促进新陈代谢，并使得局部的组织营养不断丰富，提升组织的再生能力，让组织的炎性细胞出现变化，最终实现消炎、止痛与灭菌的主要效果。

外敷治疗：外敷是用中药进行"内病外治"的原理，利用皮肤吸收与经络传导的双重作用，达到消炎止痛的效果，让药物直达病所，使患者的盆腔血管不断扩张，促进病灶的血液循环，软化瘢痕，缓解粘连。

隔姜灸：把鲜姜切成薄片，并将艾叶搓制成上尖下平的圆锥形枣核大小的艾炷，并将姜片放置在选定的穴位中，上置艾炷，点燃，等到患者出现灼痛感时，就把未燃的艾炷剔除，经期停用。

 ## 得了盆腔炎切莫心灰意冷

慢性盆腔炎很可能会引起女性不孕，因为盆腔这个特殊地理位置，一旦发生炎症，会导致输卵管粘连，使得卵细胞无法进入输卵管伞段，从而阻止卵细胞的排出，同时阻止精子与卵细胞的结合，从而导致不孕或者是宫外孕。

但也不必过度忧虑，保持好心态对治病很重要！

由于盆腔的特殊结构，建议患者做到以下几点：注意及时治疗；注意不要疲劳，保持正常作息；注意腹部的保暖，不要受凉；切忌生冷、辛辣食物，保持温暖，减少盆腔炎发作。只要认真履行了上述注意事项，同时积极配合药物治疗，调节情志，适度锻炼，治愈慢性盆腔炎不是不可能的，关键在于认真坚持，切莫三天打鱼两天晒网。

参考书目

［1］杨保林，王建辉.中医防治慢性病·冠心病.北京：北京科学技术出版社，2012.

［2］国家药典委员会.中华人民共和国药典·三部.北京：中国医药科技出版社，2010.

［3］李忠.中医防治慢性病·癌症.北京：北京科学技术出版社，2012.

［4］柳红芳.糖尿病中西医专家答疑.北京：军事医学科技出版社，2009.

［5］王耀献.常见慢性病中医防治手册.北京：人民卫生出版社，2014.

［6］柳红芳，于国泳.中医防治慢性病·糖尿病.北京：北京科学技术出版社，2012.

［7］北京市中医管理局，北京中医协会.糖尿病的中医自我保健.北京：北京科学技术出版社，2009.

［8］谢阳谷，姜良铎.社区中医适宜技术.北京：中央广播电视大学出版社，2004.